Arbeitsbuch Spagyrik gelebt

Möglichkeiten zur Anwendung des Kartensets

Susanne Gärtner

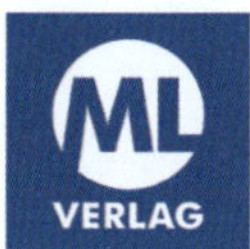

Wichtiger Hinweis: Die Autorin hat bei der Erstellung dieses Buches sorgfältig recherchiert und Informationen geprüft. Dennoch bleiben alle Angaben ohne Gewähr. Die Autorin, die Firma PHÖNIX Laboratorium GmbH, deren Produkte in diesem Buch beschrieben werden, und der Verlag können keinerlei Haftung für etwaige Schäden oder Nachteile übernehmen, die sich aus der praktischen Umsetzung der in diesem Werk dargestellten Anwendungen ergeben. Wir weisen explizit darauf hin, dass auch die Anwendung der im Buch beschriebenen Mittel keinen Arzt- oder Heilpraktikerbesuch ersetzt und wir bei Erkrankungen den Besuch eines erfahrenen Therapeuten empfehlen. Die vorgestellten Therapievorschläge sollen den Besuch beim entsprechenden Facharzt nicht ersetzen, können ihn jedoch ergänzen.

1. Auflage 2024

Lektorat: Manuela Winkler

Umschlagillustration: Tracy Fricke

Druck: Appel & Klinger Druck und Medien GmbH, Schneckenlohe

www.ml-buchverlag.de

ISBN (Buch): 978-3-96474-782-2
ISBN (E-Book): 978-3-96474-783-9

Inhalt

Basiswerke zur Arbeit mit diesem Arbeitsbuch

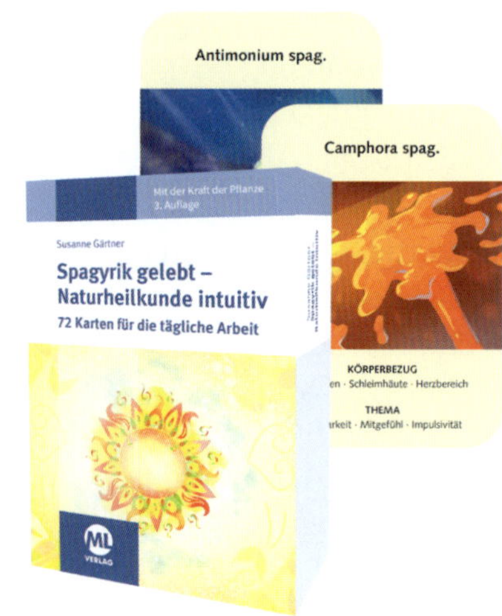

Dieses Kartenset ist das perfekte Werkzeug für intuitive Therapieimpulse in der täglichen Praxis. Die Deutungsmöglichkeiten spagyrischer und homöopathischer Arzneimittel werden am Beispiel der Phönix-Präparate um die dazugehörigen Organe und Körperregionen erweitert. Das Kartenset gibt Aufschluss über emotionale Themen, die vom Anwender selbst oder gemeinsam mit einem Therapeuten tiefer beleuchtet werden können. Mit diesem einfachen Werkzeug lassen sich einzigartige Einblicke in ganzheitliche Zusammenhänge gewinnen und eine effektive Hilfestellung finden, um Körper, Geist und Seele wieder in Einklang zu bringen.

Kartenset in einer Box mit 72 Karten und dazugehörigem Booklet

Susanne Gärtner
Spagyrik gelebt – Naturheilkunde intuitiv
3. Auflage 2024, 72 Karten + Booklet
ISBN 978-3-96474-739-6
25,00 Euro

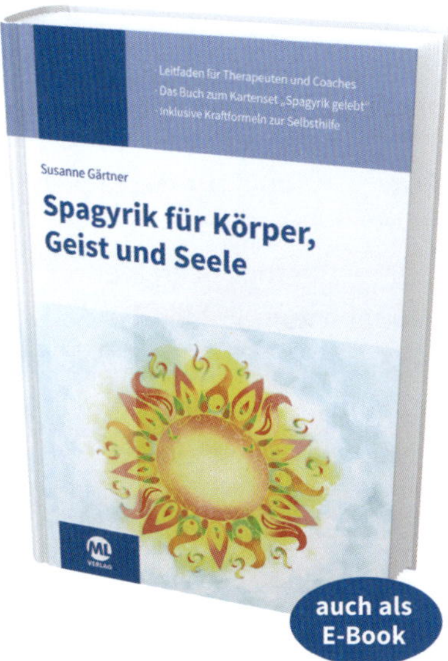

Susanne Gärtner nimmt die Lesenden mit auf eine spannende Entdeckungsreise durch Körper, Geist und Seele. Sie lässt spagyrische und homöopathische Arzneimittel (Phönix) auf allen drei Ebenen sprechen und stellt Zusammenhänge zwischen körperlichen und emotionalen Beschwerden her. Die Erweiterung der Deutungsmöglichkeiten der naturheilkundlichen Arzneimittel um die dazugehörigen Organe und Körperregionen gibt eine Hilfestellung für die tägliche Praxisarbeit.

Emotionale und seelische Themen werden zugeordnet und können vom Anwender intuitiv oder gemeinsam mit einem Therapeuten tiefer beleuchtet werden. Ferner unterstützen die ausgewählten Kraftformeln bei der Stärkung der Selbstheilungskräfte und ermöglichen die Basis für ein gesundes Leben.

Susanne Gärtner
Spagyrik für Körper, Geist und Seele
2. Auflage 2024, Hardcover, 188 Seiten
ISBN 978-3-96474-789-1
29,95 Euro

Weitere Infos und Bestellung unter ml-buchverlag.de

Die weiterführende Seminarreihe zur Arbeit mit dem Kartenset und dem Buch finden Sie unter www.gaertner-susanne.de

Einleitung

Liebe Leserin, lieber Leser,

mit diesem Arbeitsbuch möchte ich Ihnen einige Tools vorstellen, die Sie, wenn Sie mit dem Kartenset „Spagyrik gelebt – Naturheilkunde intuitiv" arbeiten, für sich und Ihre ganz persönliche Weiterentwicklung nutzen können. Das Arbeitsbuch eignet sich sowohl für die eigene Anwendung als auch für die Erweiterung der therapeutischen Arbeit.

Wenn Sie dieses Arbeitsbuch ohne therapeutischen Hintergrund anwenden, suchen Sie sich einfach ein paar Übungen aus, die Ihnen helfen können, sich und Ihre derzeitigen Fragestellungen besser zu verstehen. Die Übungen können Sie gemeinsam mit dem Kartenset anwenden oder einfach auch immer wieder unabhängig davon. Das Kapitel „Kommunikation und Gespräch" ist zwar eher Therapeuten vorbehalten, als Selbstanwender finden Sie dort aber auch Anregungen und Tipps und es verrät Ihnen, was Sie von Ihrem Therapeuten erwarten können. Auch das Kapitel „Online-Coaching" ist eher Menschen, die therapeutisch arbeiten, vorbehalten, jedoch können Sie die Übung „Leerer Stuhl" und „Ressourcenliste" auch allein anwenden. Alle anderen Kapitel und Übungen können Sie ohne Ihren Arzt oder Heilpraktiker für sich durchgehen.

Indem Sie sich selbstständig mit den Vorlagen und Arbeitsblättern beschäftigen, erweitern Sie Ihren Horizont, denn Sie reflektieren dabei bestimmte Muster und Verhaltensweisen und vertiefen die Arbeit an den eigenen Themen.

Wenn Sie das Arbeitsbuch als Arzt, Heilpraktiker, Coach oder Psychologe anwenden und in Ihre Praxistätigkeit integrieren möchten, empfehle ich Ihnen, während des Lesens die Tools zunächst für sich selbst auszuprobieren. Nach einigen vorgestellten Methoden haben Sie unter dem Text ausreichend Platz für eigene Notizen. So lernen Sie die Wirkungen der einzelnen Übungen kennen und können dadurch Ihre Klienten noch professioneller begleiten. Sie selbst profitieren natürlich auch im Rahmen der Eigenarbeit davon.

Einige Übungen finden Sie am Ende des Arbeitsbuches noch mal in Form einer Vorlage oder eines Arbeitsblattes als Blankoversion, sodass Sie diese nur kopieren müssen. Vielleicht haben Sie in den bisherigen Online-Kursen bereits einige Einsatzmöglichkeiten des Kartensets in der Praxis kennengelernt und mit Freude und Erfolg angewandt? Das vorliegende Arbeitsbuch erweitert diese Einsatzmöglichkeiten nochmals. Auf den folgenden Seiten stelle ich Ihnen neben Übungen auch Protokolle vor, die Sie einfach übernehmen und mit einiger Zeit und Sicherheit in der Anwendung auch selbstständig ergänzen, erweitern oder verändern können. Bitte verstehen Sie all die vorgestellten Tools und Methoden als eine Auswahl und als eine Einladung an Sie. Nicht jede Methode wird Ihnen direkt zusagen und nicht jeder Klient spricht auf alles an. Wählen Sie daher bitte diejenige aus, mit der Sie sich wohlfühlen, die Sie in Ihrer Arbeit sicherer macht und die Ihnen vielleicht sogar kreativer erscheint.

Das Buch hat fünf Kapitel. Das erste Kapitel enthält ein paar grundlegende Informationen zur Gesprächsführung sowie zur Rolle des Therapeuten und es zeigt konkrete Fragestellungen auf, mithilfe derer Sie im Gespräch mit Ihren Klienten schneller an die Ursachen gelangen können. Das ermöglicht Ihnen, anstatt problemorientiert zu arbeiten, sich auf die Lösung zu fokussieren. Ihre Klienten werden es Ihnen danken, dass sie mit Ihrer Hilfe schneller und gezielter an die wirklichen Ursachen ihrer Probleme kommen. Jahrelange Gesprächstherapien werden so in manchen Fällen fast überflüssig, vorausgesetzt, der Klient möchte gesunden und sich helfen lassen. Wenn das nicht der Fall ist, können Sie meines Erachtens ohnehin wenig ausrichten.

Das zweite Kapitel gibt Ihnen konkrete Anleitungen an die Hand, wie Sie das Kartenset „Spagyrik gelebt – Naturheilkunde intuitiv“ in den Praxisalltag integrieren können und als eigenständige Methode einsetzen können. Dies ist auch für Berufsanfänger möglich. Sie lernen Legetechniken, Anwendungen und Verordnungen kennen und können diese auf sich selbst und Ihre Klienten übertragen. Natürlich müssen beispielsweise bei der Verordnung eines Arzneimittels immer individuelle Einschränkungen wie Allergien und Autoimmunerkrankungen Berücksichtigung finden. Aber auch Energetikern, die keine Mittel verordnen können, ist es möglich, ihren Klienten therapeutische Hilfestellung zu geben.

Das dritte Kapitel widmet sich naturheilkundlichen Therapieansätzen. Neben einer Einführung in das ganzheitliche System der Grundregulation nach Dr. Pischinger finden Sie eine umfangreiche Auflistung natürlicher Maßnahmen zur Stärkung des Organismus. Zudem erhalten Sie tiefgründige Informationen zu den Körperbezügen, die Sie auf den einzelnen Karten vorfinden. Welche Informationen liefern uns die Organe? Welche versteckten Botschaften wollen sie uns mitteilen? Welche Empfehlungen können wir aussprechen, wenn Leber, Niere oder das Nervensystem angezeigt werden? Beispiele aus der Praxis runden die tieferen Einblicke in ganzheitliche Zusammenhänge ab.

Das vierte Kapitel stellt eine ganze Schatzkiste mit wertvollen Tools vor, die sich im Praxisalltag, insbesondere im Rahmen von Coaching-Sitzungen und Beratungen, bewährt haben. So erhalten Sie u. a. Ideen, wie Sie die Informationen des Kartensets z. B. mit Schreibübungen verknüpfen können. Daneben zeige ich Ihnen weitere Möglichkeiten auf, wie Sie bzw. Ihre Klienten den eigenen Gefühlen näherkommen können und wie Sie mit auftretenden Emotionen umzugehen lernen. Kleine auditive Meditationen runden das Therapiespektrum ab.

Im fünften Kapitel finden Sie eine Anleitung, wie Sie das Kartenset in Online-Beratungen integrieren können. Dieses Kapitel ist eher Therapeuten vorbehalten, die vorwiegend online beraten. Als Laie können Sie dieses Kapitel überspringen oder einfach schauen, inwieweit Sie die einzelnen Übungen für sich anwenden können. Die Übungen „Leerer Stuhl“ und „Ressourcenliste“ können auch selbstständig durchgeführt werden. Ich stelle den Kollegen einige Methoden vor, die sie mit ihren Klienten nutzen können und die auch über die Entfernung ein gutes Beratungsgespräch ermöglichen. Gerade wenn Emotionen hochkommen und es keine 1:1-Betreuung ist, ist die Arbeit für viele Therapeuten mit Unsicherheit verbunden. Doch trotz der Entfernung ist es möglich, die Klienten dort abzuholen, wo sie gerade stehen.

Zum Abschluss finden Sie eine kurze Zusammenfassung und einen Anhang. Dieser liefert Ihnen allgemeine Informationen sowie einige Übungsvorlagen zum Kopieren.

Ich wünsche Ihnen mit dem Buch viel Inspiration für Ihren eigenen Weg und freue mich wie immer auf Ihr Feedback.

Herzlichst
Susanne Gärtner

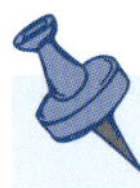

Im Anhang finden Sie Arbeitsblätter und Kopiervorlagen, die Sie für sich und die eigene Arbeit bzw. zur Ausgabe an Ihre Klienten immer wieder verwenden können.

Kommunikation und Gespräch

Dieses Kapitel richtet sich in erster Linie an Therapeuten. Sind Sie kein Therapeut, können Sie dieses Kapitel gern überspringen und direkt zum nächsten Kapitel weitergehen. Andererseits können Sie hier erfahren, was Sie von Therapeuten jeder Art erwarten dürfen, denn dieses Kapitel gibt Ihnen Hinweise auf die Eigenschaften eines guten Therapeuten. Daneben bekommen Sie eine Idee davon, mit welchen Fragestellungen Sie den Ursachen Ihrer Beschwerden besser auf den Grund gehen können. Vielleicht haben Sie in der Vergangenheit oft erlebt, dass man Ihnen aus Zeitgründen nicht zuhören konnte, oder Sie fühlten sich einfach unverstanden. Häufig passieren Kommunikationsfehler in der Medizin, weil einfach die Zeit fehlt, um sich auf einen Klienten einzustimmen. Ich möchte Sie als Klienten aber daran erinnern, dass Sie es sich wert sein sollten, sich in die Hände eines professionellen und kompetenten Arztes, Heilpraktikers oder Psychotherapeuten zu begeben. Geben Sie sich nicht mit weniger Respekt, mangelnder Kompetenz oder geringerer Wertschätzung zufrieden. Es geht um Sie. Und daher möchte dieses Kapitel meine Kollegen auch daran erinnern, was sie vielleicht bisher schon gut gemacht haben, und darauf aufmerksam machen, wo aus Sicht der Patienten wirklich Bedarf besteht.

Der erste Kontakt

Der erste Kontakt ist nicht nur in der Praxis, sondern auch im Leben entscheidend. Wenn wir Menschen treffen, scannt unser Gehirn in wenigen Sekunden ab, ob wir jemanden sympathisch oder unsympathisch finden. Wenn Sie schon mal auf Partnersuche waren, dann wissen Sie, was ich meine. Ob wir einen Mann oder eine Frau anziehend oder abstoßend finden, entscheiden wir schon, bevor er oder sie das Gespräch gesucht hat.

Eine offene und wertungsfreie Haltung gegenüber Ihrem Klienten ist für den ersten Eindruck sehr entscheidend. Wenn Sie Ihren Klienten in der Tür nicht mit der Hand begrüßen, sondern direkt drei Schritte zurückweichen aus Angst, sich mit Viren oder anderem Ungeziefer anzustecken, schaffen Sie alles andere als Vertrauen. Ich selbst habe das einmal erlebt und mich dann in der gesamten Sitzung mehr als unwohl gefühlt. Am liebsten wäre ich in dem Moment gleich wieder gegangen.

Schaffen Sie in der ersten Stunde Raum für das Anliegen des Klienten. Planen Sie lieber mehr Zeit als zu wenig ein. Um eine gute Anamnese und Untersuchung durchzuführen, braucht es 60 bis 120 Minuten, je nach Anliegen des Klienten. Wenn Sie hier schon zeigen, dass Sie nur kleine Zeitfenster haben, verschrecken Sie möglicherweise Ihre Klienten.

Viele Ihrer Kunden suchen Sie auf, weil sie sich in Arztpraxen häufig nicht gesehen fühlen. Dass hier oft nicht der Arzt schuld ist, sondern ein System, das nur drei bis acht Minuten Raum lässt, ist schon eine Tragödie für sich. Diese acht Minuten lassen weder dem Klienten Zeit, Dinge anzusprechen, noch dem Therapeuten, wirklich zu helfen. Viele Menschen sind daher schon frustriert genug, dass sie und ihre Beschwerden wenig Anklang finden. Der erste und wichtigste Rat, den ich daher jedem Therapeuten geben kann, ist: Hören Sie zu! Hören Sie genau hin. Werten Sie nicht. Interpretieren Sie nicht. Hören Sie nur zu. Damit bauen Sie nicht nur Vertrauen auf, sondern geben dem Klienten das Gefühl, gut aufgehoben zu sein.

Ich habe Sitzungen erlebt, da wollten Klienten keine Ratschläge, sie wollten keine Therapien annehmen, sie wollten sich nur alles von der Seele sprechen. Das allein war die Therapie.

Als Therapeuten wollen wir möglichst viel Kompetenz und Behandlungsideen in eine Sitzung einfließen lassen, weil wir natürlich – wie der Klient auch – schnell Fortschritte sehen möchten. Doch unterschätzen Sie bitte das Gespräch als solches nicht. Dabei meine ich das Gespräch über die Anamnese hinaus.

Neben Raum, Zeit und einer Wohlfühlatmosphäre gibt es einen weiteren wichtigen Punkt, der eigentlich keine Erwähnung finden sollte und doch mehr Beachtung bedarf: Schauen Sie sich Ihren Klienten an. Blicken Sie ihm in die Augen. Aus Zeitgründen hat sich in medizinischen Praxen und Kliniken leider durchgesetzt, den Klienten in der Anamnese nach Beschwerden zu fragen und die Antworten gleich per Tastatur oder Diktiergerät festzuhalten. Oft blicken die Therapeuten nicht mal mehr auf. Dann heißt es nur noch: „Was fehlt Ihnen?", und in dem Moment, wo der Patient zu reden beginnt, klackern schon die Tasten. Das ist nicht nur unhöflich, sondern baut auch kein Vertrauen auf. Ich verstehe, dass aus Zeitgründen bestimmte Informationen schnell festgehalten werden müssen, aber die Augen sind das Spiegelbild der Seele. Schauen Sie Ihre Klienten an und Sie werden viel mehr Informationen erhalten, als Sie in den fünf Sekunden tippen können.

Und selbst wenn Sie keine Antlitzdiagnose vornehmen oder sich als Osteopath nicht die Körperstrukturen ansehen, ist es empfehlenswert, einmal einen Blick auf die Körpersprache zu werfen. Sitzt oder geht der Klient aufrecht? Haben Sie jemanden vor sich, der nicht nur traurige und müde Augen hat, sondern auch die Schultern nach vorn oder oben zieht? Ist der Gang flüssig oder nicht? Betrachten Sie Ihre Klienten einmal ganz, auch wenn Sie vielleicht keine ausführliche Untersuchung anschließen.

Wenn Sie bereit sind, sich auf Ihr Gegenüber einzustimmen, bekommen Sie ein Gefühl davon, was für ein Typ Mensch Ihr Klient ist, und das ist eine gute Voraussetzung, um auch die Arbeit mit den Karten und dem Ergänzungsbuch einfließen zu lassen.

Der Einsatz des Kartensets in einer ersten Sitzung kann eine echte Herausforderung darstellen. Wenn Sie den Klienten noch nicht kennen, rate ich Ihnen davon ab, gleich mit der Kartenmethode einzusteigen, es sei denn, Sie setzen diese verdeckt ein. Natürlich können die Karten eingebunden werden, vielleicht aber nicht gleich offensichtlich.

Wenn der Klient zum ersten Mal zu Ihnen kommt, wollen Sie zunächst etwas von ihm und seinem Anliegen erfahren, ihn kennenlernen und verstehen, was ihn bewogen hat, sich therapeutische Unterstützung zu suchen. Je nach Typ Mensch kann eine offene Sitzung mit den Karten sofort eine Reaktion im Klienten auslösen, die Sie vielleicht nicht händeln können, weil Sie nicht wissen, wie der Klient mit emotionalen Reaktionen umgeht. Daher würde ich die Karten in der ersten Sitzung allenfalls ohne offensichtliche Einbindung des Klienten anwenden.

Dafür können Sie sich vor dem Termin mit dem Klienten ein paar Minuten Zeit nehmen und sich auf ihn einstimmen. Wie wirkte der Klient am Telefon? Wie haben Sie seine Stimme wahrgenommen? Vielleicht haben Sie auch schon eine Idee, wie der Klient sein könnte, der zu Ihnen kommt. In Zeiten von Terminvergaben via Internet entfällt dieser Teil für viele leider schon. Ich verstehe, dass für einige Kollegen die Zusammenarbeit mit entsprechenden Termintools reizvoll ist, weil Klienten Termine einfach online buchen können, aber ehrlicherweise entgeht Ihnen in dem kurzen Gespräch der Terminvergabe bereits der erste wichtige Eindruck.

Bevor der Klient zu Ihnen kommt, können Sie vom verdeckten Kartenstapel eine Karte ziehen, beispielsweise mit der Frage: Welche Botschaft gibt es für Frau … /Herrn … heute? Diese Karte schauen Sie sich an und legen Sie beiseite. Wenn Sie dann mitten in der Anamnese sind, können Sie auf die Körperbezüge der Karte mit eingehen oder gegebenenfalls ein Thema miteinbeziehen, von dem Sie denken, dass es zum Anliegen passt. Manche Klienten werden dann neugierig fragen, woher Sie das jetzt wissen oder wie Sie darauf kommen. Dann könnten Sie die Karten zeigen, sonst belassen Sie es für den Moment dabei. Gerade wenn eine Anamnese schleppend läuft, weil der Klient sich jedes Wort aus der Nase ziehen lässt, kann es hilfreich sein, die benannten Körperbezüge zu besprechen. Ob Sie Fragen zu den rein körperlichen Beschwerden stellen oder eben auch die beschriebenen Themen miteinbeziehen, hängt von Ihnen ab.

Wenn Sie den Klienten bereits kennen oder er vielleicht nach einer längeren Therapiepause mal wieder zu Ihnen kommt, dann kann das Kartenset ein wundervoller Ratgeber sein, um Themen, die gerade schlummern, sichtbar zu machen. In diesem Fall besteht vermutlich ein Vertrauensverhältnis und der Klient kann sich öffnen, weil er sich gut aufgehoben fühlt. Für die Arbeit mit den Karten sollten aber auch Sie sich mit dem Klienten wohlfühlen. Versteckte Gefühle und Emotionen aufzudecken und Veränderungen anzuregen, geht meines Erachtens nicht ohne ein gewisses Vertrauensverhältnis. Leider gibt es aber Therapeuten, die alte Muster aufbrechen und den Klienten dann damit allein lassen.

Gesprächsbeginn und Sitzungsablauf

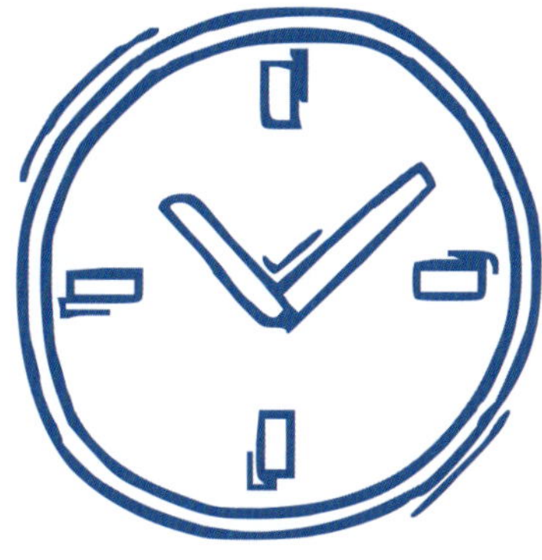

Nachdem Sie Ihren Klienten begrüßt und Sie sich beide gesetzt haben, schaffen Sie den Raum für das Anliegen. Stellen Sie nur eine einfache Frage, etwa: „Was führt Sie zu mir?“ Oder: „Mit welchem Anliegen wenden Sie sich an mich?“ Geben Sie dann den Antworten Raum.

Lassen Sie Ihren Klienten zu Beginn der Sitzung reden. Vielleicht kennen Sie das auch: Einige Menschen reden wie ein Wasserfall, andere werfen uns nur Brocken von Informationen zu. Letzteres erfordert viel Einfühlungsvermögen und Empathie, um das Anliegen auch zu erfassen. Und diese stellt sich eben nicht ein, wenn wir uns hinter einem Laptop zur Erfassung der Daten verschanzen. Nehmen Sie mögliche Ängste, indem Sie entweder weitere Fragen stellen oder auch einfach nur einen Moment mit dem Klienten schweigen. Zeigen Sie sich verständnisvoll. Nicht jedem Menschen fällt es leicht, sich zu öffnen und über Probleme zu reden. Allein, dass der Klient gekommen ist, zeigt, er sucht Hilfe. Doch er gibt das Tempo vor.

Wenn ein Gespräch vielleicht noch nicht möglich ist, beginnen Sie mit der Untersuchung. Schwingen Scham und Angst vor der Untersuchung mit, beginnen Sie mit dem Gespräch. Bleiben Sie flexibel in Ihrem Ablauf. Erspüren Sie, was Ihrem Klienten guttun würde, und versichern Sie sich, ob das im Interesse des Klienten wäre.

Halten Sie Momente des Schweigens aus. Viele Therapeuten stellen eine Reihe von Fragen, weil sie den Moment des Schweigens nicht ertragen. Bleiben Sie gelassen. Auch wenn Sie einmal nicht weiterwissen, atmen Sie ein paarmal durch. Dieser ruhige Moment kann manchmal die Lösung zeigen.

Wenn Sie in einer Sitzung das Kartenset oder das Ergänzungsbuch einsetzen möchten, vergewissern Sie sich, dass Sie an diesem Tag wirklich fit sind und es Ihnen gut geht. Andernfalls verschieben Sie den Einsatz.

Der Klient kann erwarten, dass er Ihre volle Aufmerksamkeit hat, wenn es um die Öffnung der Themen und Emotionen geht. Wenn Sie sich erschöpft fühlen und gerade genug mit sich selbst zu tun haben, machen Sie eine Pause und praktizieren Sie nicht.

Innere Einstellung

Die Arbeit mit dem Kartenset und dem Ergänzungsbuch lässt sich als eigenständige oder erweiterte Methode in der Arbeit mit Klienten ansehen. Obwohl die Karten spielerisch in den Therapiekontext eingebaut werden können, ist die Wirkung mitunter so weitreichend und intensiv, dass der Klient während der Arbeit emotional sehr aufgelöst sein kann. Je nach vorhandenen und nicht bearbeiteten Traumen, die noch ungelöst im Betroffenen schwelen, können sich alte Muster aufdecken und dazu führen, dass Bewusstseinsprozesse angestoßen werden. Für den Klienten kann das schmerzhaft und zugleich heilend sein. Umso wichtiger ist die Stabilität des Therapeuten.

Immer wieder höre ich von Kollegen, dass sie eigentlich gerade mit sich und ihrem Leben genug zu tun haben und ihnen die Kraft fehlt, auch noch mit Klienten zu arbeiten. Aus finanziellen Ängsten, aus Unsicherheit, ob die Praxis nach einer Auszeit noch weiterbestehen würde, und vielen anderen Gründen arbeiten die Therapeuten am Klienten weiter, obwohl sie selbst eigentlich gerade Zeit oder Unterstützung bräuchten. Wenn Sie sich ausgebrannt fühlen, machen Sie eine Pause.

Vielleicht haben Sie bereits die Erfahrung gemacht, dass die Einbindung der Karten in die Therapiestunde easy ist und nur Gutes bewirkt. Das ist wünschenswert und fühlt sich nicht nur für den Klienten leicht an. Ich habe allerdings in Seminaren auch schon erlebt, dass Teilnehmer nach dem Ziehen einer Karte plötzlich gegen Wände schlugen und traten, begannen zu schreien oder in Tränen aufgelöst vor mir saßen. Als so ein Klient wäre ich ungern bei einem Therapeuten, der gerade mit sich zu tun hat und mir in dem Fall keine Hilfe sein kann.

Für viele Therapeuten ist der Umgang mit aufkommenden Emotionen schon herausfordernd genug. So habe ich therapeutisch arbeitende Menschen erlebt, die bei der kleinsten Gefühlsreaktion des Klienten darum baten, nicht zu weinen, weil sie mit den Tränen des Klienten nicht umgehen konnten. Wenn das auch Ihr Thema ist, erlernen Sie bitte zunächst eine Methode, die Ihnen hilft, sich sicher im Umgang mit Klienten zu fühlen, oder arbeiten Sie dieses Arbeitsbuch intensiv durch und machen Sie auf diese Weise erst einmal Ihre eigenen Erfahrungen, bevor Sie damit mit Klienten arbeiten. Das Kapitel „Umgang mit Emotionen" kann hier echte Hilfestellung bieten.

Wenn Sie, was durchaus menschlich ist, Termine ausgemacht haben, dann aber nicht in der Lage sind, eine Sitzung zu geben, sagen Sie den Termin ehrlich ab. Ich habe nie erlebt, dass Klienten deswegen wegblieben. Im Gegenteil, die Rückmeldungen waren alle durchweg positiv. Ein Mann sagte einmal am Telefon, als ich absagen musste: „Das macht Sie noch sympathischer und authentischer. Jetzt weiß ich, Sie erzählen nicht nur Floskeln, Sie leben es mir wirklich vor." Zugegeben, die Reaktion überraschte mich, aber sie bestätigte mich auch in meiner Wirkungsweise. Die meisten unserer Patienten kommen freiwillig und geben für ihre Therapie viel Geld aus. Sie haben es verdient, einen Therapeuten vor sich zu haben, der ihnen seine volle Aufmerksamkeit schenkt.

Kommunizieren Sie also ehrlich, wenn Sie einen Termin nicht wahrnehmen können, und sehen Sie die Auszeit, die Sie jetzt zur Regeneration brauchen, als Geschenk an.

Die Rolle des Therapeuten im Prozess

Die Rolle des Therapeuten im Rahmen des Coachinggesprächs ist sehr bedeutsam. Dessen sollte sich jeder Therapeut bewusst sein. Natürlich können Sie für sich selbst auch mal experimentieren und Neues in der Anwendung ausprobieren, allerdings sollten Sie bestimmte Ratschläge im Umgang mit Ihrem Klienten beachten, um nicht einen emotionalen Zustand auszulösen und unsicher zu werden. Lesen Sie dazu auch das Unterkapitel „Gos und No-Gos" auf Seite 15.

Die Rolle des Therapeuten lässt sich in Kürze wie folgt beschreiben:

Hören Sie nicht nur zu, hören Sie genau hin. Fühlen Sie sich in den Klienten und seinen Zustand hinein, aber nehmen Sie nicht seine Rolle ein. Begleiten Sie ihn mit dem, was er benötigt, nicht mit dem, was er sich wünscht. Erkennen Sie (Verhaltens-)Muster, Programme, die sich wiederholen, Ausreden oder den inneren Kritiker und zeigen Sie dies alles auf, ohne es zu bewerten. Lehren Sie wie ein liebevoller Freund mit Humor, um auch dem Klienten aufzuzeigen, dass all die Spiele nur Egospiele sind, und beraten Sie ihn nur, wenn er offen dafür ist. Seien Sie geduldig, während er für sich selbst Lösungen entwickelt, bzw. entwickeln Sie gemeinsam mit ihm geduldig einen Schritt nach dem anderen. Wenn Emotionen an die Oberfläche gelangen, beruhigen Sie, ohne diese abzuwürgen. Ermutigen Sie den Klienten, ins Fühlen zu kommen, und schenken Sie Zuversicht. Stärken Sie gleichzeitig das Vertrauen Ihres Klienten in den individuellen Weg. Seien Sie dabei aber nicht übergriffig. Begegnen Sie Ihrem Klienten immer auf Augenhöhe! Nehmen Sie ihm keine Schritte ab. Alles braucht seine Zeit.

Schauen wir uns das ein wenig genauer an. Was bedeuten die genannten Punkte?

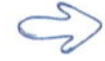 **Hören Sie nicht nur zu, hören Sie genau hin.**

Hören Sie aktiv hin. Wie ist die Sprache des Klienten? Wie ist die Stimme? Ist sie klar oder gebrochen? Kommt der Klient ins Stottern? Hat der Klient eine leise oder lautstarke Stimme? Muss er zwischendurch beim Erzählen stocken, tief atmen? Wie ist die Stimmung, während der Klient spricht? Lauschen Sie dem Gesagten und „lesen" Sie zwischen den Zeilen. Hier erhalten Sie oft viel mehr Informationen, als Sie denken.

 **Fühlen Sie sich in den Klienten und seinen Zustand hinein, aber nehmen Sie nicht seine Rolle ein.**

In manchen Situationen ist es hilfreich, sich in die Rolle des Klienten einzufühlen. Vielleicht haben Sie ähnliche Lebenserfahrungen gemacht, dann denken Sie daran, wie Sie sich damals gefühlt haben. Indem wir uns auf das Gefühl des Klienten einschwingen können, erreichen wir ihn emotional, denn der Klient fühlt sich verstanden. Eine hilfreiche Frage könnte hier sein: „Habe ich Sie richtig verstanden, dass ...?" Wichtig ist, dass Sie die nötige Abgrenzung erreichen und sein Thema nicht zu dem Ihren machen. Sätze wie „Oh, das tut mir leid" oder „Das ist bestimmt schlimm gewesen" sollten Sie unterlassen. Wenn Ihr Helfersyndrom sehr stark ausgeprägt ist, rate ich Ihnen, dass Sie selbst hin und wieder zur Supervision gehen bzw. sich coachen lassen, denn es ist nicht Aufgabe des Klienten, Sie zu therapieren.

Begleiten Sie ihn mit dem, was er benötigt, nicht mit dem, was er sich wünscht.

Finden Sie heraus, was der Klient braucht. Oft ist es so, dass Klienten ihre Wünsche offenlegen: „Ich wünsche mir, dass …" Aber: Das, was sich der Klient wünscht, ist nicht immer das, was er braucht. Geben Sie ihm das, was er benötigt. Das ist durchaus nicht immer dasselbe.

Erkennen Sie (Verhaltens-)Muster, Programme, die sich wiederholen, Ausreden oder den inneren Kritiker und zeigen Sie dies alles auf, ohne es zu bewerten.

Zeigen Sie in den Gesprächen (Verhaltens-)Muster und Programme auf, die der Klient schon sehr lange in sich trägt. Ob aus einem Muster ein Programm wird, hängt von zwei Faktoren ab: der Anzahl der Wiederholungen und der Höhe der Emotionen. Egal, um was es sich handelt, bewerten Sie es nicht. Wir alle haben unsere Päckchen zu tragen und manchmal brauchen wir Extraschleifen, um zu erkennen, dass der Weg so nicht weitergeht.

Lehren Sie wie ein liebevoller Freund mit Humor, um auch dem Klienten aufzuzeigen, dass all die Spiele nur Egospiele sind, und beraten Sie ihn nur, wenn er offen dafür ist.

Versuchen Sie nicht, den Oberlehrer zu spielen und den Klienten zu missionieren. Wir saßen alle einmal auf der Schulbank und viele Menschen haben daran keine gute Erinnerung. Verhalten Sie sich eher wie ein guter Freund, der durchaus liebevolle Tipps geben kann, aber auch nur, wenn er gefragt wird. Vermeiden Sie es, Lösungen aufzuzeigen, die der Klient nicht hören will. Zeigen Sie eher humorvoll die Egospiele auf und lassen Sie ihn eigene Schritte entwickeln.

Seien Sie geduldig, während er für sich selbst Lösungen entwickelt, bzw. entwickeln Sie gemeinsam mit ihm geduldig einen Schritt nach dem anderen.

Bleiben Sie gelassen. Selbst wenn der Klient seine Hausaufgaben nicht macht, seien Sie nicht zu streng. Wir alle können unsere Schritte nur gehen, wenn die Zeit reif dafür ist, und manchmal braucht es einfach nur das Wissen und das Gefühl, dass es okay ist, nicht perfekt zu sein und auch Fehler machen zu dürfen. Ermutigen Sie Ihre Klienten, aber bleiben Sie im Prozess geduldig. Sicher haben Sie den Spruch schon mal gehört: „Das Gras wächst nicht schneller, wenn man daran zieht." Nur weil Sie selbst gern ein anderes Tempo hätten, muss es nicht jeder mitgehen.

Wenn Emotionen an die Oberfläche gelangen, beruhigen Sie, ohne diese abzuwürgen. Ermutigen Sie den Klienten, ins Fühlen zu kommen, und schenken Sie Zuversicht.

Den Klienten zu ermutigen, ins Fühlen zu kommen, geht allerdings nur, wenn Sie die angestauten Emotionen, die dann an die Oberfläche treten, auch aushalten können. Wenn Sie als Therapeut Angst vor Emotionen haben, belegen Sie Kurse, um den richtigen Umgang damit zu erlernen. Für einen Klienten gibt es nichts Schlimmeres, als wenn er endlich ins Fühlen kommt und dann im Ausdruck seiner Gefühle vom Therapeuten unterbrochen oder abgewürgt wird. Lesen Sie dazu auch das Kapitel „Der Umgang mit Emotionen" auf Seite 68.

Begegnen Sie Ihrem Klienten immer auf Augenhöhe.

Egal ob im Gespräch oder in der Therapie: Begegnen Sie Ihrem Klienten immer auf Augenhöhe. Nur weil Sie womöglich einen weißen Kittel anhaben, sind Sie nicht wertvoller als Ihr Gegenüber. Einige Therapeuten meinen, in dem Kittel Gott näher zu sein, und lassen das auch gern raushängen. Hinterfragen Sie sich bitte dann, warum Sie therapieren wollten. Denn kein Arzt, Heilpraktiker oder Psychologe heilt am Ende, wir setzen nur die richtigen Impulse zur Heilwerdung und Aktivierung der Selbstheilungskräfte.

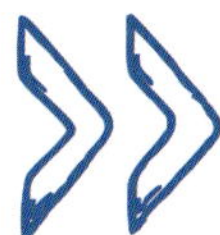

Die Anwendung des Kartensets in vielen Praxen hat in den letzten Jahren gezeigt, dass die Arbeit mit den Karten sehr tiefgründig sein kann, wenn sich der Klient auf diese Erfahrung einlässt. Aus diesem Grund rate ich davon ab, die Karten zum Sitzungsende anzuwenden, nur weil der Klient womöglich neugierig ist. Oft ist es das Bild auf der Karte oder ein Thema, das plötzlich als Trigger Emotionen hochholt, und wenn wir diese aus Zeitgründen dann nicht bearbeiten können, geht der Patient möglicherweise in einem schlechteren Zustand heim, als er gekommen ist.

Aktiv zuhören und lösungsorientiert fragen

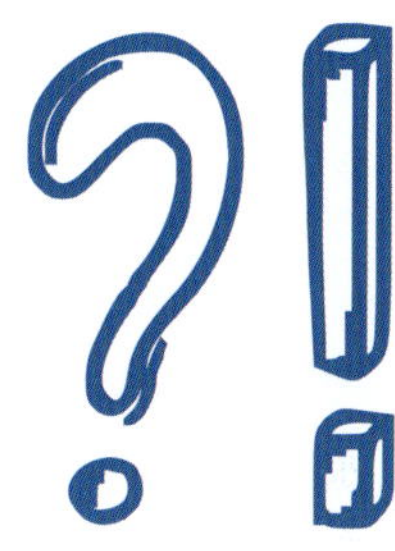

Das aktive Zuhören hat ein großes Gewicht im laufenden Prozess. Die meisten Klienten suchen einen Arzt, Heilpraktiker oder Psychotherapeuten auf, weil sie unter anderem über ihre Sorgen und Probleme sprechen wollen. Studien haben gezeigt, dass allein das Gespräch ein wertvoller Bestandteil in der Therapiesitzung sein kann, vorausgesetzt, der Therapeut hat die nötige Kompetenz dazu.[1] Verstehen Sie mich nicht falsch, aber ich habe in jahrelangen Krankheitsprozessen wirklich Hunderte von Therapeuten kennengelernt und die wenigsten waren in der Lage, wirklich zuzuhören. Aus den Hausarztpraxen ist bekannt, dass die Zeit knapp bemessen und eigentlich kaum Raum da ist, dem Klienten offen zuzuhören, geschweige denn, auf das Gesagte einzugehen. Bei den Klienten hinterlässt das ein Gefühl des „Nicht-gesehen-Werdens" oder der Traurigkeit, weil Sorgen und Nöte gar keinen Platz in diesem System haben. Dies ist ein Grund, warum viele Klienten beim Heilpraktiker oder Psychologen landen. In der Regel machen viele naturheilkundlich tätige Ärzte und Heilpraktiker Stundentermine aus, beim Psychologen dauert die Sitzung in der Regel 50 Minuten. Die intensive Anwendung des Kartensets und die damit ablaufende Sitzung kann jedoch auch mal länger dauern.

Ich persönlich bin keine Freundin davon, Klienten nur reden zu lassen und sich Woche für Woche die Sorgen „nur" anzuhören. Das kann mal gut und richtig sein und stimmig, wenn der Therapeut sich zurücknimmt. Viele Menschen leben mittlerweile so isoliert und einsam, dass sie froh sind, einfach mal jemanden zu haben, der ihnen nur zuhört. Doch wenn Sie Sitzung für Sitzung einem Klienten Raum geben, der nur jammert, jedoch nichts verändern will, werden Sie womöglich wenig Lust verspüren, mit diesem Klienten weiterzuarbeiten. Und so werden viele Stunden vergeudet, in denen wir wirklich für schnelle Verbesserung sorgen könnten.

Lassen Sie Ihren Klienten reden, aber unterbrechen Sie den Redefluss, wenn er zu lang wird, mit ganz konkreten Fragestellungen. Notieren Sie alle Antworten, die Ihnen wirklich sinnvoll erscheinen. Denn Ihr Klient bringt die Lösung bereits mit, Sie als Therapeut machen sowohl die versteckten Ursachen als auch die Lösungsansätze lediglich sichtbar. Das geht jedoch nur, wenn Sie zuvor aktiv und gut zugehört haben und in Bezug auf das Gesagte konkret nachfragen. Sie werden so informativere und wertvollere Antworten erhalten, als wenn Sie den Klienten nur reden lassen.

Was sind konkrete Fragestellungen?

Vermeiden Sie Warum-Fragen. Diese können die Klienten immer weiter in die Opferrolle hineinbringen, indem sie die Schuld bei anderen suchen.

Ein Beispiel (T ist der Therapeut, K der Klient):

T: Warum sind Sie hier?
K: Weil es mir schlecht geht.
T: Warum geht es Ihnen schlecht?
K: Weil meine Arbeit mich so anstrengt.
T: Warum strengt Ihre Arbeit Sie so an?
K: Weil ich von meinem Chef immer mehr Aufgaben bekomme und weniger Zeit habe. Weil schon wieder zwei Kollegen gekündigt haben.
T: Warum haben die Kollegen gekündigt?
K: Weil die Zustände auf der Arbeit nicht mehr tragbar sind.

Und so weiter. Sie sehen, die Richtung der Antworten ist klar. Es geht darum, über den Chef zu schimpfen und auf die Umstände aufmerksam zu machen. Gut, Sie bekommen dadurch Informationen, die Sie vorher nicht hatten, aber außer, dass sich die Spirale abwärts dreht, passiert nicht viel im Bewusstsein des Klienten.

Anders wäre es, würden Sie Wozu-Fragen stellen:

T: Welches Anliegen führt Sie zu mir?
K: Mein Asthma wird immer schlimmer und ich bekomme kaum Luft.
T: Was nimmt Ihnen die Luft zum Atmen?
K: Meine Arbeit. Es gibt viel zu tun und mein Chef mobbt mich seit zehn Jahren.
T: Wozu dient Ihnen das Mobbing?

In der Regel herrscht jetzt erst mal Schweigen. Dann folgt ein Überlegen und dann ein Satz wie: „Puh, das ist aber eine gute Frage!"

Vielleicht geht es wie folgt weiter:

K: Eigentlich dient es mir gar nicht. Ich fühle mich nur schlecht dabei.
T: Wozu dient es Ihnen, dass Sie sich schlecht fühlen?
K: Ich kenne das gar nicht anders. Alle meine Jobs waren bisher so anstrengend.
T: Und wozu dient es Ihnen, dass Sie das immer wieder erleben?
K: Es zeigt mir, wie wenig Selbstachtung ich habe, weil ich den Umgang damit toleriere.

Punktlandung. Verstehen Sie? Spätestens hier setzt eine Reflexion beim Klienten ein. In diesem Fall ist es die geringe Selbstachtung, über die er nachdenkt. Nun kann man weiterfragen: Wie lange wollen Sie das noch mitmachen? Welche Alternativen haben Sie? Wie könnten Sie künftig darauf reagieren? Egal, wie Sie weiterfragen, Sie wecken die Lösungen im Klienten selbst. Etwas Motivierenderes kann es nicht geben, weil nun auch gleichzeitig die Bereitschaft entsteht, etwas verändern zu wollen.

Gos und No-Gos

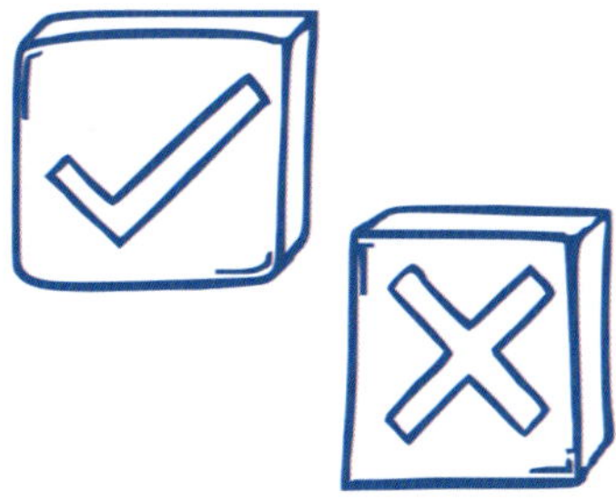

Meine folgenden Empfehlungen resultieren aus Erfahrungswerten in meiner Praxis, was nicht heißt, dass Sie nicht andere Erfahrungen machen und meine Theorie und meine Vorschläge über den Haufen werfen dürfen. Sprich, was ich Ihnen jetzt rate, muss für Sie nicht zu 100 Prozent stimmen, und vielleicht haben Sie es auch bereits anders erlebt. Dann machen Sie bitte weiter so. Sie wissen ja: Eine Sache funktioniert für alle immer auf eine ganz bestimmte Art und Weise, bis jemand kommt und sie anders angeht – um festzustellen, dass die neue Variante eben auch funktioniert.

Da fällt mir eine Geschichte aus der Notaufnahme ein. Ich bin einmal zu Silvester mit einem Norovirus ins Krankenhaus eingeliefert worden. Die Auszubildende wurde gebeten, mir einen Zugang zu legen. Mit halb offenen Augen nahm ich ihre Ausführungen wahr und wunderte mich ein wenig, denn sie legte den Zugang entgegen der üblichen Richtung. Ich fand es spannend und ließ sie probieren. Ich war neugierig, was passieren würde.

Die Auszubildende legte also den Zugang „falsch" herum, aber die Infusion begann dennoch zu laufen. „Cool", entfuhr es mir in meinem geschwächten Zustand. Die traut sich was, dachte ich. Ein paar Minuten später kam der Arzt ins Zimmer und schaute kopfschüttelnd auf den Arm. „Wer war das?", schrie er über den Flur. Um die Lage zu beruhigen, sagte ich: „Prüfungskonform ist das vermutlich nicht, aber Mut hat sie. Und es funktioniert."

Daraufhin kamen drei Schwestern ins Zimmer und alle waren fassungslos. Nur eine Schwester blieb im Gang stehen, schaute mich an und sagte: „Mutig. Alle lernen, wie man es richtig macht, bis eine kommt und es anders versucht. Und es funktioniert auch, wie wir jetzt wissen." Wir mussten lachen.

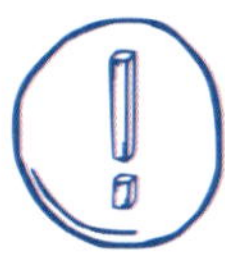

Bitte nicht ausprobieren, da ich nicht weiß, ob es nicht auch einfach Zufall war!!!

Zurück zu den Empfehlungen.

Was ich tun und nicht tun würde, wenn ich mit Kartenset und Buch arbeite:

- Setzen Sie die Karten zu Beginn der Sitzung oder im Verlauf der Therapiestunde ein, vermeiden Sie den Einsatz am Ende der Sitzung. Manchmal reicht es schon aus, die Themen auf den Karten zu lesen oder das Bild zu betrachten, und schon ist ein Trigger gesetzt. Wenn der Klient dann zum Ende der Sitzung in Tränen ausbricht und Sie keine Zeit haben, ihn zu stabilisieren oder aufzufangen, weil draußen bereits der nächste Patient wartet, fühlt sich der Klient vielleicht nicht wohl dabei (je nach Schwere des Themas).

- Sie können mit Kartenset, Ergänzungsbuch und Arbeitsbuch ganz eigenständige Sitzungen durchführen oder sie in andere Therapiekonzepte integrieren. Zum Beispiel im Rahmen von osteopathischen Behandlungen. Lassen Sie in diesem Fall den Klienten vor der Behandlung eine Karte ziehen und sich, während Sie ihn auf der Liege behandeln, seine Assoziationen zum Bild beschreiben. Sie können hier nur über das Bild arbeiten und vielleicht manchen Trigger im emotionalen Feld durch sanfte Berührungen gleich mit lösen. Oder Sie sprechen über ein Thema auf der Karte, während der Klient behandelt wird.

- Nehmen Sie das Tempo aus den Sitzungen raus und messen Sie sich nicht daran, wie schnell sich der Erfolg einstellt. Jeder Klient hat sein eigenes Tempo, in dem er vorankommen möchte. Manche wollen auch gar nicht vorankommen, weil sie sich in ihrer Komfortzone gut eingerichtet haben und noch nicht wissen, dass es ihnen nicht gut geht. Die Arbeit mit den Karten kann viel bewirken, vor allem für offene und neugierige Menschen, die schon länger eine Lösung suchen. Da während der Sitzung eine spielerische Reflexion stattfindet, zeigen sich aber eben auch Lösungen auf. Nur lässt sich nicht jede Lösung für den Klienten über Nacht umsetzen. Seien Sie daher geduldig, auch wenn Sie in der letzten oder vorletzten Sitzung Handlungsschritte besprochen haben.

- Geben Sie keine ungefragten Ratschläge von sich, nur weil der Klient traurig vor Ihnen sitzt. Halten Sie die Emotionen mit ihm aus. Halten Sie auch einen Moment des Schweigens aus, auch während der Sitzung. Viele Kollegen neigen dazu, im Prozess etwas zu sagen, weil sie es nicht ertragen, dass der Klient einen Moment denkt oder fühlt.

Dazu gebe ich Ihnen noch ein Beispiel aus meiner Praxis: In einem Präsenzseminar zogen alle Teilnehmer eine Karte zu ihrer persönlichen Fragestellung. Eine Dame versuchte, im Kopf zu analysieren, was die Karte bedeuten sollte. Nach einer Weile kam sie ins Gefühl, sprang auf, schlug und trat gegen die Wand. In diesem Augenblick freute mich das, denn diese Frau ging aus den Gedanken ins Gefühl. Sie spürte, welche Wut schon so lange in ihr steckte. In solchen Momenten werden nicht nur negative Gefühle zum Ausdruck gebracht, sondern es entsteht auch kreatives Potenzial. Halten Sie das als Therapeut aus. Warten Sie einen Moment. Nehmen Sie sich zurück. Nach diesem Ausbruch hatte die Klientin viele wertvolle Erkenntnisse und konnte so neue Handlungsschritte folgen lassen.

Die Arbeit mit dem Kartenset

Die Anwendung der Karten

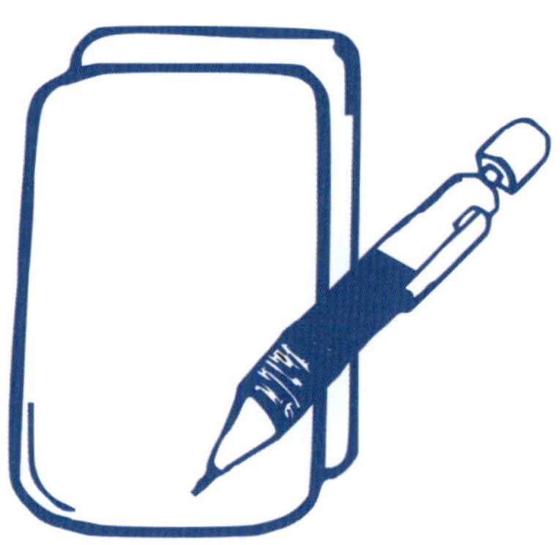

Die Anwendung der Karten kann sowohl allein als auch im therapeutischen Zusammenhang stattfinden. Durch das Aufdecken einzelner Karten erhalten Sie für Ihren persönlichen Weg oder den des Klienten wertvolle Erkenntnisse. Die hier vorgestellten Anwendungsmöglichkeiten stellen lediglich eine Einladung an Sie dar und sind nicht von Vollständigkeit geprägt. Vielleicht haben Sie bereits eigene Ideen entwickelt oder können mit den Gedanken hier Ihr Spektrum erweitern. Wenn Sie die Karten als Laie ohne medizinischen Hintergrund anwenden, gehen Sie bitte wie folgt vor: Mischen Sie die 72 Karten und entscheiden Sie sich für eine Legetechnik, die Sie weiter unten beschrieben finden. Stellen Sie vor dem Ziehen/Aufdecken der Karten eine oder mehrere ganz konkrete Fragen, zum Beispiel: Welches Mittel stärkt mich heute? Welche Botschaft gibt es für mich jetzt?

Betrachten Sie dann zunächst das aufgedeckte Bild. Überlegen Sie sich, was Sie mit diesem Bild assoziieren. Welches innere Bild taucht in Ihnen auf? Welches Gefühl löst das Bild in Ihnen aus? Machen Sie sich Notizen.

Danach betrachten Sie die Körperbezüge und überlegen Sie sich, ob es aktuell an den beschriebenen Organen Beschwerden gibt oder ob in der Vergangenheit Schmerzen vorhanden waren. Die drei Körperbezüge geben Ihnen Hinweise darauf, die jeweiligen Bereiche gut zu pflegen. Bei lang anhaltenden Beschwerden nehmen Sie bitte Kontakt zu Ihrem Therapeuten auf. Im Kapitel „Ganzheitliche Therapieansätze" finden Sie unter „Die Organsprache als Leitfaden im psychosomatischen Kontext" weitere Hinweise für Interpretationen. Sie können so die versteckten Botschaften Ihrer Organe kennenlernen.

Im Anschluss betrachten Sie die drei Themen. Welche Assoziationen finden Sie, wenn Sie z. B. an Freiheit denken? Notieren Sie sich alles und erforschen Sie die Hintergründe der Themen. Bei Freiheit könnten Sie nun fragen: In welchen Bereichen fühle ich mich frei? Wo wird es mir zu eng? Wo wünsche ich mir mehr Freiheit? Aus den Antworten können Sie dann allein oder gemeinsam mit Freunden neue Ziele formulieren.

Abschließend können Sie noch den kleinen Text im Booklet zum jeweiligen Arzneimittel, welches ganz oben auf der Karte steht, nachschlagen. Wenn Sie tiefer in die eigene Ursachenforschung einsteigen wollen, empfehle ich, das Ergänzungsbuch „Spagyrik für Körper, Geist und Seele" zu lesen. Hier sind die Mittel sowohl körperlich als auch psychisch detaillierter beschrieben. Zusätzlich können Sie das Arzneimittel einnehmen. Möglichkeiten der Einnahme sind weiter unten im nachfolgenden Unterkapitel „Einnahme der Arzneimittel" sowie unter „Die Wasserglasmethode" beschrieben.

In der therapeutischen Praxis können Sie die Karten sowohl zur Vertiefung in der Anamnese als auch für Therapievorschläge einsetzen.

Für die Anamnese: Wählen Sie gemeinsam mit Ihrem Klienten eine der Legetechniken aus. Meist ergibt sich die Auswahl schon aus dem Gespräch heraus. Üblicherweise beginnt man mit der Ein-Karten-Methode. In diesem Fall mischt der Klient alle Karten und zieht eine aus dem Stapel. Fragen Sie ihn, was ihm spontan einfällt, wenn er das Bild betrachtet. Lassen Sie sich alle Assoziationen und Gedanken zum Bild nennen und notieren Sie die Antworten. Im Folgenden können Sie mithilfe der Bilder tiefer in die Ursachen einsteigen. Wenn Ihr Klient zum Beispiel sagt, er sieht dort Ruhe und Entspannung, fragen Sie: Wann haben Sie zuletzt richtig entspannt? Was hilft Ihnen beim Entspannen? Gönnen Sie sich genug Ruhepausen? Alternativ oder ergänzend können Sie über den Körperbezug gehen. Stellen Sie Fragen wie: Gab oder gibt es aktuell Beschwerden oder Erkrankungen in den angezeigten Organen oder Körperbereichen? Am besten notieren Sie sich die Antworten, denn diese können Ihnen Informationen über den Gesundheitszustand des Klienten liefern, die Sie sonst nicht erhalten hätten. Neben der körperlichen Ebene haben die einzelnen Arzneimittel auch einen geistig-emotionalen Bezug. Hier helfen die Karten, mit dem Klienten tiefer ins Gespräch zu kommen und geistige Blockaden oder emotionale Belastungen aufzudecken.

Fragen Sie Ihren Klienten, was er mit den drei auf der Karte genannten Themen verbindet und was sie mit seiner jetzigen Situation zu tun haben. Angenommen, die Karte nennt „Aufbruch · Abgrenzung · Neuanfang", fragen Sie ihn, in welchen Bereichen er sich besser abgrenzen sollte. Wer oder was entzieht ihm Energie? Welche Strukturen gilt es aufzubrechen? In welchen Bereichen zeichnet sich schon länger ein Neuanfang ab? Lassen Sie sich von Ihrer Intuition leiten, welche Fragen noch zum jeweiligen Gespräch passen könnten.

Nachdem Sie über den Körperbezug sowie die emotionalen Themen gesprochen haben, lesen Sie Ihrem Klienten den Text aus dem Booklet vor. Besprechen Sie den Inhalt. Was verbindet Ihr Patient mit dem Text? Geben Sie die empfangenen Impulse Ihrerseits weiter.

Vielen Klienten fallen frühere Beschwerden in der ersten Sitzung gar nicht ein, weil sie längst in Vergessenheit geraten sind. Für Behandelnde kann dies aber sehr wichtig sein, denn das Wissen um diese Beschwerden kann maßgeblich die Therapie beeinflussen. Mithilfe der Karten erhalten Sie sehr viel mehr Auskunft über den Gesamtzustand Ihres Klienten.

Für Therapievorschläge: Es kann hilfreich sein, zu den bisher verordneten Medikamenten dasjenige Mittel zusätzlich zu verschreiben, das der Klient gezogen hat, denn die Karte gibt Aufschluss darüber, welches Mittel oder welches Konzept er gerade in diesem Augenblick benötigt.

Die beschriebenen Themen wiederum können dem Klienten aufzeigen, welche Art der Unterstützung ihm guttun würde. So lassen sich in der Therapie gemeinsam Lösungen erarbeiten und die Richtung neu bestimmen.

Ich gebe Ihnen ein Beispiel aus meiner Praxis:
Eine Klientin berichtet mir von saurem Aufstoßen, von Knieschmerzen und Gelenksteifigkeit, rezidivierenden Fieberattacken und Erschöpfung. Sie hat eine Odyssee hinter sich und weiß nicht mehr weiter. Cortison, Schmerzmittel und all ihre anderen Medikamente helfen nur bedingt bis gar nicht. Ich werde das Gefühl nicht los, dass ihre Beschwerden einen großen psychischen Anteil haben, und lasse sie eine Karte ziehen. Sie zieht Sulfur jodatum: Haut · Atemwege · Gelenke. Ich frage sie nach Hautproblemen und Atemwegserkrankungen, denn diese hatte sie bis zu diesem Zeitpunkt noch nicht erwähnt. Ich wusste lediglich von den Gelenkbeschwerden in ihrem rechten Knie. Sie beginnt, zu erzählen: Urtikaria, Psoriasis, Asthma und so weiter. Wir sind mitten im Thema und sprechen über ihre Gedanken und Gefühle. Plötzlich erhalte ich von ihr viele neue Informationen. Ich lese ihr die Themen vor: Schutz · Freiheit · Weite. Die Klientin weint. Wir haben ihre Themen gefunden. Während sie noch ungläubig schaut und nicht versteht, wie eine Karte eine solche Reaktion auslösen kann, freue ich mich innerlich, nun zum Kern der Beschwerden vordringen zu können. Wir sprechen über ihre beruflichen Belastungen, über ihre Ehe und die Hoffnungslosigkeit, in der sie steckt. Sie erhält von mir einen Therapieplan, der unter anderem die Einnahme von Sulfur jodatum vorsieht. Außerdem besprechen wir, wovor oder vor wem sie sich schützen sollte. Wir kommen zu folgendem Ergebnis: Sie sollte ihren Medienkonsum einstellen, denn die negative Informationsflut tut ihr im jetzigen Umfang nicht gut. Sie bereitet der Klientin zusätzliche Sorgen und hält sie von ihrem Genesungsprozess ab. Ich frage sie, in welchen Lebensbereichen sie Enge empfindet und wo sie sich mehr Freiheit und Weite wünscht. Die Klientin notiert sich Gedanken dazu. Sie ist sichtlich zufrieden, dass sie neue Erkenntnisse erlangt hat und diese nun wird umsetzen können. Sie lächelt. Die Sitzung ist rund.

In Ihrer Therapie können Sie das Mittel auf unterschiedliche Weise verordnen. Lesen Sie dazu mehr im Unterkapitel „Einnahme der Arzneimittel" ab Seite 24.

Legetechniken

In der Praxis haben sich bisher vier verschiedene Legetechniken bewährt. Im Laufe der Zeit werden Sie für sich vielleicht noch neue Ideen entwickeln, folgen Sie diesen Impulsen bitte unbedingt. Die hier aufgeführten Legemöglichkeiten haben bereits gezeigt, dass wir die Karten ganz unterschiedlich einsetzen können. Manchmal sind es auch die Klienten selbst, die das Gefühl haben, sie würden gern noch eine zweite, dritte oder vierte Karte ziehen. Folgen Sie auch diesen Impulsen. Achten Sie aber bitte darauf, kein allzu großes Fass an Emotionen und Gefühlen aufzumachen. Ziehen Sie die Karten immer gezielt mit einer speziellen Fragestellung und nicht, weil Sie wissen wollen, ob die anderen Karten auch zutreffen.

Die Ein-Karten-Methode

Die Ein-Karten-Methode ist die leichteste und gängigste Legetechnik. Mit nur einer Frage können Sie erste Informationen über den Klienten erhalten und ihm seine Themen offenlegen. Diese Legung ist für den Einstieg in die Arbeit mit den Karten gut geeignet, um erste Erfahrungen zu sammeln. Man kann den Klienten die Bilder beschreiben lassen, die Körperbezüge in der Anamnese einbinden oder über die Themen sprechen.

Lassen Sie den Klienten vor der Ziehung entscheiden, welche Fragestellung er hat.

Folgende Fragen können als Einstieg helfen:

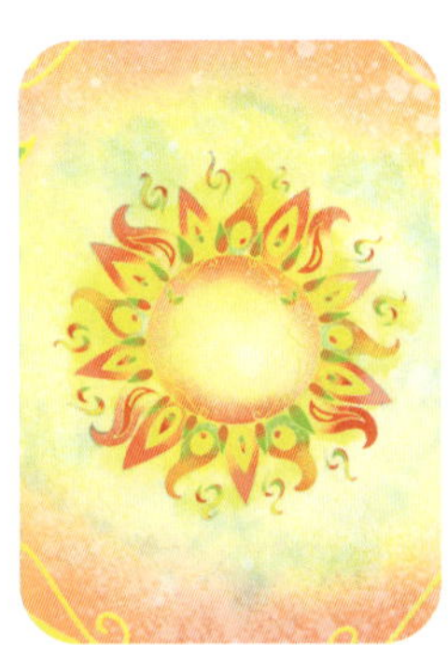

- „Welche Botschaft gibt es heute für mich in Bezug auf meine Gesundheit?"
- „Welches Arzneimittel stärkt mich im Moment?"

Nach dem Ziehen einer Karte lassen Sie den Klienten die Karte betrachten und machen Sie sich umfangreiche Notizen zu den Aussagen des Klienten. Was löst das Bild im Gegenüber aus? Gab oder gibt es Beschwerden an den Körperstellen, auf die die Karte sich bezieht? Welche Gedanken kommen dem Klienten zu den Themen?

Wenn Sie zum ersten Mal mit dem Kartenset arbeiten, können Sie das Protokoll von Seite 52 nutzen. Lesen Sie auch das dazugehörige Kapitel.

Die Zwei-Karten-Methode

Die Zwei-Karten-Methode kann schnelle Hilfe bieten, unabhängig davon, ob Sie die Karten während einer Sitzung mit einem Therapeuten oder allein anwenden. Bei dieser Methode fragen Sie mit der ersten Karte immer nach der Ursache der jetzigen Beschwerden. Die zweite Karte zeigt Ihnen Lösungen auf.

Bevor Sie die erste Karte ziehen, halten Sie alle Karten in Ihren Händen und verbinden Sie sich mit ihnen. Stellen Sie sich die Frage: Was ist die Ursache für mein derzeitiges Problem? Ziehen Sie eine Karte und betrachten Sie sie eingehend. Was spricht Sie an? Das Bild, der Körperbezug oder die Themen? Notieren Sie sich Ihre Einfälle. Lassen Sie Ihre Weisheit und Intuition sprechen. Die Antwort kann Ihnen das Bild geben, sie kann aber auch im Körperbezug zu finden sein oder sich aus den Themen ergeben. Vertrauen Sie Ihren Antworten. Wenn Sie mögen, lesen Sie den Text aus dem Booklet oder dem Ergänzungsbuch.

Nachdem Sie sich mit den möglichen Ursachen beschäftigt haben, halten Sie kurz inne und ziehen Sie dann eine zweite Karte. Fragen Sie dabei: Welche Botschaft gibt es zur Lösung meines Problems? Was ist mein nächster Schritt? Betrachten Sie die Karte genau: das Bild, die Organe oder Körperregionen und die Themen. Lassen Sie sich wie bei der ersten Karte von Ihrer Intuition leiten. Lesen Sie den entsprechenden Text im Booklet oder Ergänzungsbuch und folgen Sie den Impulsen, die in Ihrem Inneren entstehen. Notieren Sie sich Ihre Gedanken dazu immer schriftlich.

Die Drei-Karten-Methode

Außer der Zwei-Karten-Methode hat sich nach vielen Rückmeldungen einzelner Therapeuten auch die Anwendung der Drei-Karten-Methode bewährt.

In diesem Fall werden drei Karten gezogen. Die erste Karte fragt nach der Ursache bzw. der Vergangenheit. Die zweite Karte beschreibt den gegenwärtigen Zustand bzw. die aktuellen Beschwerden. Die dritte Karte wird für die Lösung bzw. die Zukunft gezogen. Der Vorgang bleibt wie bei den ersten beiden der gleiche.

In der Therapie verordne ich in diesem Fall meistens das zweite Mittel oder auch die Kombination aus dem zweiten und dem dritten Mittel.

Das Gesundheitstarot

Neben den soeben genannten und bekannten drei Möglichkeiten, die Karten zu ziehen, möchte ich an dieser Stelle eine weitere Anwendungsmöglichkeit aufzeigen: Das Gesundheitstarot probierte ich erstmals im April 2023 aus, als ein Freund von mir gravierende gesundheitliche Probleme hatte. Um ihm trotz der Entfernung adäquat helfen zu können, stellte ich drei Fragen und zog daraufhin fünf Karten, um ausreichend Informationen zu erhalten. Die Anordnung, die ich hier vorstelle, erfolgte intuitiv.

1. Ich fragte zunächst: Welche Informationen benötige ich jetzt in Bezug auf seine Gesundheit? Alternativ können Sie auch fragen: Welche gesundheitlichen Botschaften gibt es jetzt für den Patienten X? Oder: Welche Informationen benötige ich im Moment, um ihm helfen zu können? Allein zu dieser Frage zog ich drei Karten, die ich nebeneinander anordnete.

2. Die Karten blieben verdeckt vor mir liegen und ich stellte die zweite Frage: Welches Organ/Mittel möchte jetzt zu mir sprechen?
   Die neu gezogene Karte zeigt weitere Probleme auf – das können private, persönliche wie auch berufliche sein. Vertrauen Sie Ihrer Intuition. Die Antwort wird richtig sein.
   Die Karte ordnete ich mittig unter der zweiten Karte der ersten Reihe an.

3. Nun fragte ich nach der Lösung: Welche Unterstützung oder welches Mittel benötigt der Patient jetzt? Diese Karte ordnete ich wieder mittig unter der zuvor gezogenen Karte an.

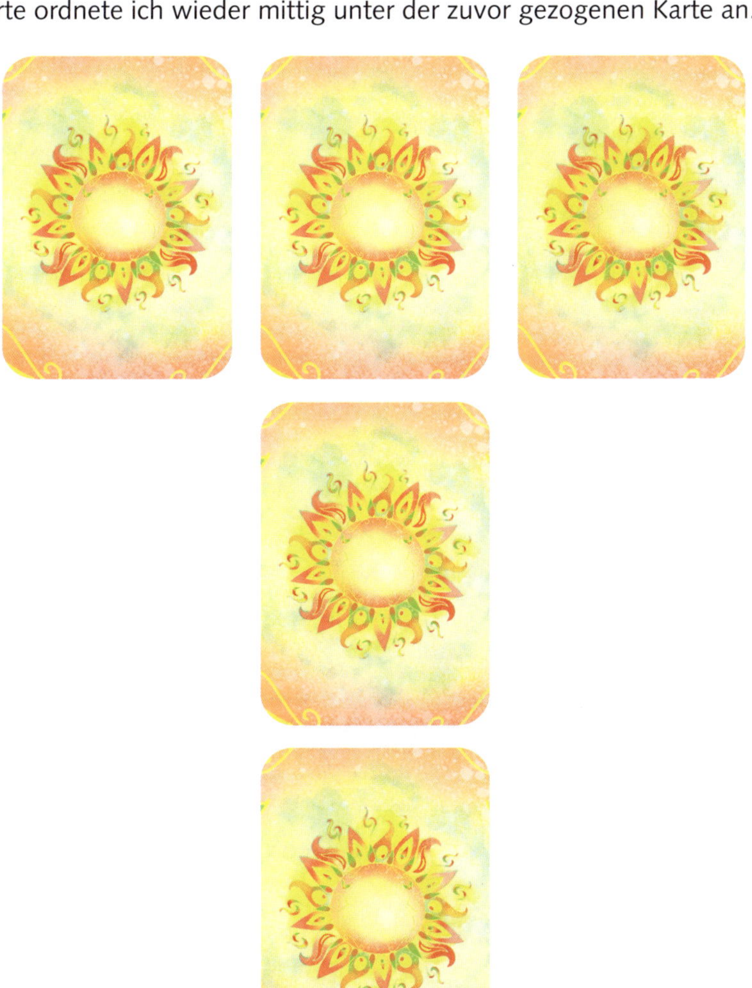

Das Gesundheitstarot deckte folgende Mittel auf:

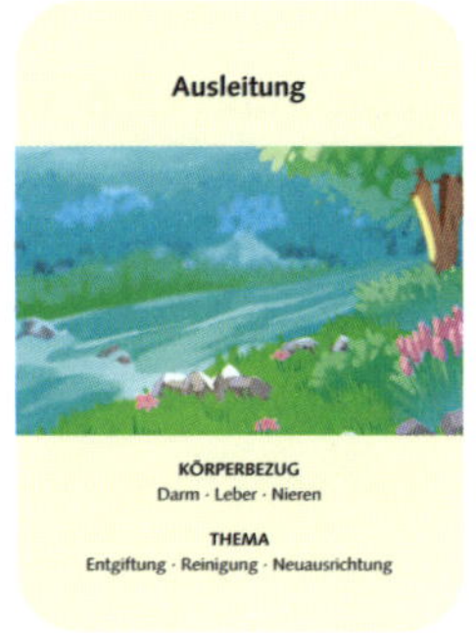

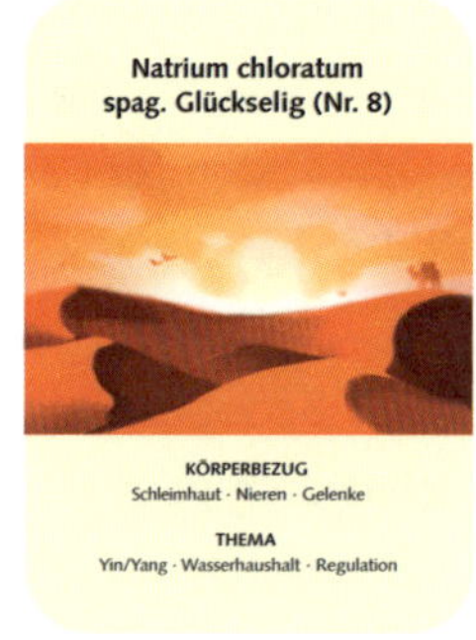

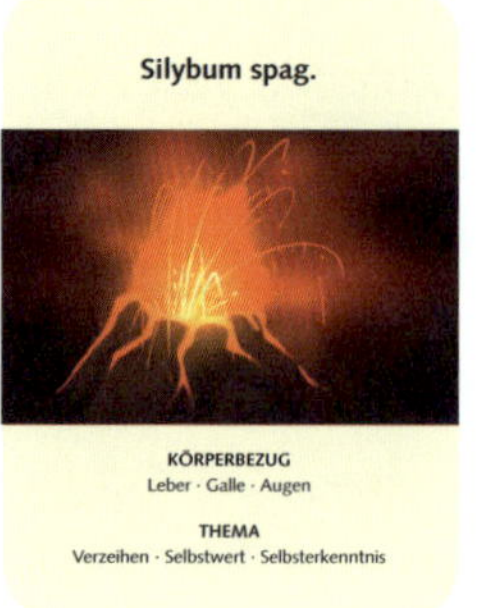

Die Karten haben folgende Organ-/ Körperbezüge:
Die Karte Ausleitung weist auf Störungen im Bereich Leber, Niere, Blut/Lymphe und Haut hin.
Natrium chloratum spag. Glückselig (Nr. 8) weist auf Störungen im Nieren- und Harntrakt hin.
Silybum spag. weist auf Störungen in Leber, Galle, Nieren und Gelenken hin.

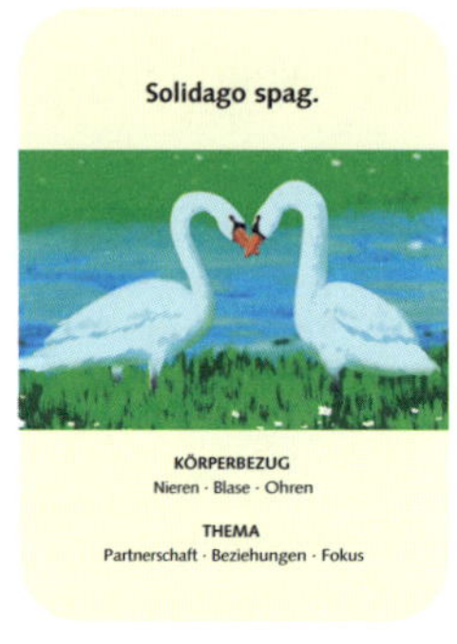

Die Karte hat folgende Organ-/ Körperbezüge: Niere, Blase, Ohren.

Thematisch weist sie auf Partnerschafts-, Ehe- oder Beziehungsprobleme hin; auch kann die berufliche Beziehung zum Vorgesetzten ein Problem sein.

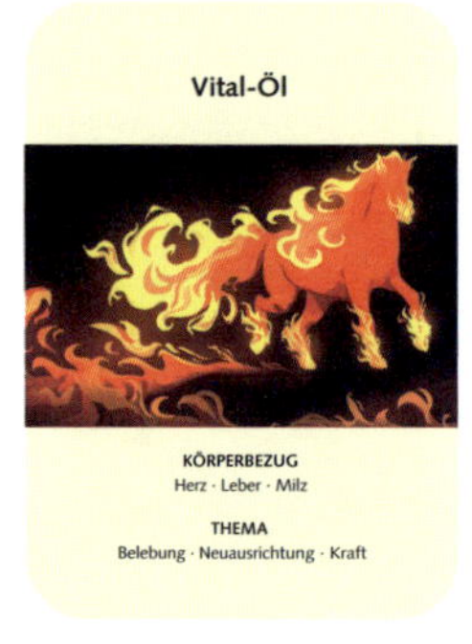

Die Karte hat folgende Organ-/ Körperbezüge: Herz, Leber, Milz.

Thematisch weist sie darauf hin, dass die innere Mitte gestärkt werden möchte.

Aus den wiederholten Bezügen zu Leber und Nieren (Karten 1–3 in der ersten Reihe) ergaben sich Therapievorschläge, die Niere und Leber stärken sollten. Hierzu finden Sie im Kapitel „Ganzheitliche Therapieansätze" auf Seite 27 weitere Anregungen. Die vierte Karte (Solidago spag. für die Nieren) deutete auf Beziehungs- bzw. Eheprobleme hin. Auch die fünfte Karte weist auf Störungen im Leber- und Milzbereich hin, was für eine ungenügende Ausleitung stehen könnte. Man erhält hier umfangreiche Hinweise, dass der Körper belastet ist und sich nach Entlastung sehnt.

Allerdings weise ich darauf hin, dass, wenn fünf Karten so wie hier gleiche Ursachen aufdecken, die Therapie unbedingt langsam begonnen werden sollte. Der Organismus (das System Mensch) scheint sehr kraftlos zu sein und könnte bei einer Ausleitung überfordert werden. Die oben genannten Mittel habe ich unter Berücksichtigung der akuten Konstitution in die Therapieverordnung eingebaut.

Hinweise zur Arbeit mit den Karten

Aus meiner Erfahrung kommt es sehr selten vor, dass Klienten oder Sie als Therapeut eine Karte ziehen und denken: Die passt so gar nicht. Im ersten Moment mag eine Botschaft nicht wirklich zutreffen, aber ich lade Sie dazu ein, sich für Erkenntnisse, die nur diese Karte liefern kann, zu öffnen. Anhand von drei Beispielen möchte ich Ihnen Wege aufzeigen, wie Sie damit umgehen können.

1. Ein Mann zog die Karte Cimicifuga spag. und wollte sofort klarstellen, dass es sich ja um ein Frauenmittel handele und damit die Arbeit mit den Karten nicht funktionieren könne. Ich schaute ihn an und erlebte ihn in seiner Art sehr dominant und bestimmend. Nach einer Weile des Schweigens brach ich die Stille und fragte ihn, ob er immer mit so einer bestimmenden und männlichen Energie durchs Leben gehe und ob er nur diese Art von sich kenne. Ich wies ihn darauf hin, dass auch Männer weibliche Energien in sich tragen und auch eine weiche Seite haben, die je nach Mann natürlich unterschiedlich stark ausgeprägt ist – wie bei Frauen letztlich auch. Ich sehe heute noch das Gesicht des Mannes vor mir, als ihm bewusst wurde, wie hart er eigentlich mit sich und dem Leben umging.

2. Vor einem Online-Coaching zog ich eine Karte für eine Klientin und dachte mir, die könne nicht stimmen. Ich legte sie kopfschüttelnd beiseite und zog einfach eine zweite Karte. Im Coaching begann ich, Fragen zu stellen, die im Kontext der zweiten Karte standen, und stellte fest, dass die Klientin gar nichts damit anfangen konnte. Stattdessen kamen wir im Laufe des Gesprächs auf die Themen und den Kontext, die die erste Karte mir bereits geliefert hatte. Innerlich musste ich lachen, denn diese Situation zeigte mir, dass es eben nicht um uns als Therapeuten und unsere Vorstellung ging, sondern dass in diesem Fall die Klientin ihre ganz eigene Wahrheit zu den Themen hat.

3. Eine andere Herangehensweise lernte ich kennen, als mir ein Klient mitteilte, nichts mit den Karten anfangen zu können. Er lehnte die Karten kategorisch ab, weil er spürte, dass das Thema der gezogenen Karte nicht zu ihm passte. Die Karteninformation völlig beiseitegelegt, fragte ich ihn: „Was lehnen Sie in Ihrem Leben so kategorisch ab?" Das Gespräch bekam eine ganz neue Wendung und wir zogen danach eine Karte, die wie die Faust aufs Auge passte.

Das sind drei Möglichkeiten, wie Sie mit einer Karte, die zunächst nicht zu passen scheint, umgehen können. Alternativ können Sie aber auch den Klienten fragen, ob er einfach eine zweite Karte ziehen möchte.

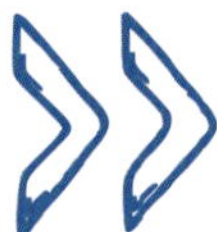

Sollte ein Klient mit einer Karte nichts anfangen können und sich ein Widerstand gegenüber der Arbeit mit den Karten bzw. gegen eine einzelne Karte zeigen (so wie im Beispiel eins oder drei oben beschrieben), kann das auch ein Hinweis auf einen grundlegenden Abwehrmechanismus sein. Hier bestehen möglicherweise tiefgründige und ungelöste Traumata, die der Klient weiterhin zu deckeln versucht. Schicken Sie den Klienten bitte unbedingt weiter oder suchen Sie selbst einen Traumaexperten auf, wenn die Themen zu tief getriggert wurden und Sie sich überfordert fühlen.

Anwendung und Verordnung der Arzneimittel

Die entsprechenden Arzneimittel (welche auf den Karten oberhalb der Bilder beschrieben sind) können Sie auf vielfältige Weise anwenden und verordnen. Nehmen Sie Rücksicht auf die Klienten, die Ihnen meist klar kommunizieren, zu welcher Anwendung sie bereit sind. Sie können das gezogene Mittel als Therapeut entweder verordnen und Ihre Klienten das Arzneimittel einnehmen lassen, die Wasserglasmethode anwenden oder Ihre Klienten mithilfe der Affirmationen und Klopfübungen unterstützen, die ich in meinem ergänzenden Buch „Spagyrik für Körper, Geist und Seele" beschreibe. Während sich bei der Einnahme des Mittels die Information stofflich und energetisch überträgt, vermittelt sich bei der Wasserglasmethode zumindest die reine Information. Die Wirkung ist nicht mit der Einnahme zu vergleichen, aber manchmal reicht es, nur die Information zu übertragen.

Einnahme der Arzneimittel

In der Regel empfehle ich die Einnahme des gezogenen Arzneimittels, des Konzeptes oder das Auftragen der Öle auf die Haut. Beachten Sie dazu auch die Einnahmeempfehlungen zu den einzelnen Mitteln im Buch „Spagyrik für Körper, Geist und Seele". Viele Patienten sind jedoch nicht bereit, neben ihren allopathischen Medikamenten noch zusätzliche Mittel einzunehmen, oder sie müssen Alkohol, der den meisten Mitteln beigemischt ist, meiden. In diesem Fall können die Mittel auch auf der Haut (bei Kindern auf dem Bauchnabel und bei Erwachsenen auf den Handgelenken oder Ellenbogen) eingerieben werden oder sie werden in kleine braune Flaschen abgefüllt und unterstützen in der Hosentasche als Energieträger.

Die spagyrischen Mittel der Phönix-Präparate (zu erkennen an der Endung spag. – z. B. Phönix Aurum spag. – im Kartenset als Aurum spag. gekennzeichnet) haben sich in der Regel mit 3 × 20 Tropfen bewährt. Wenn Sie bei der Einnahme unsicher sind, fragen Sie bitte bei einem erfahrenen Therapeuten oder in der Apotheke nach.

Einnahmeinformation

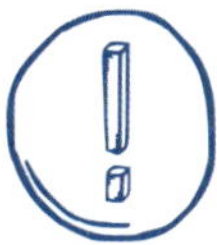

Phönix Aurum spag. sollte nicht am Abend eingenommen werden, weil es das Licht und damit die Kraft des Organismus unterstützt und bei einer abendlichen Einnahme zu verlängerten Wachphasen führen kann. Daher wird hier empfohlen, das Mittel nur morgens oder mittags einzunehmen.

Die homöopathischen Komplexmittel (in der Apotheke als Phönix Dulcamara Phcp, im Set ohne Endungen gekennzeichnet – z. B. Dulcamara) hingegen empfehle ich in der Regel mit 3 × 10 Globuli einzunehmen. Ich selbst beginne meine Einnahme immer gern niedriger dosiert und steigere die Dosis nach guter Verträglichkeit.

Die beschriebenen spagyrischen Arzneimittel dürfen nicht bei einer Allergie gegen Korbblütler oder gegen einen Bestandteil der Inhaltsstoffe eingenommen werden. Ferner sollten Sie bei der Verordnung und Einnahme folgende Hinweise berücksichtigen:

Das Arzneimittel Phönix Thuja-Lachesis spag. darf nicht eingenommen oder verordnet werden, wenn fortschreitende Systemerkrankungen wie Tuberkulose, Leukämie bzw. leukämieähnliche Erkrankungen, entzündliche Erkrankungen des Bindegewebes (Kollagenosen), Autoimmunerkrankungen, Multiple Sklerose, Aids, eine HIV-Infektion oder andere chronische Viruserkrankungen bekannt sind.

Die Arzneimittel Phönix Jodum spag., Phönix Spongia spag. und Phönix Urtica-Arsenicum spag. dürfen nicht bei einer Überempfindlichkeit bzw. Allergie gegenüber Jod, gegen Arnika, andere Korbblütler oder einen der weiteren Bestandteile des jeweiligen Mittels eingenommen werden. Zudem ist bei Schilddrüsenerkrankungen ebenfalls Vorsicht geboten.

Die Einnahme der Konzepte stellt eine Besonderheit dar. Ausführliche Informationen dazu finden Sie auch noch im Kapitel „Ganzheitliche Therapieansätze“.

Letztlich ist aber immer der einzelne Klient in seiner Gesamtheit zu betrachten und Dosierungen müssen individuell angepasst werden. Die hier angegebenen Dosierungen stellen also lediglich meine Erfahrung dar, aber sind keine allgemeingültige Verordnungsempfehlung. Eine Rücksprache mit dem Arzt, Heilpraktiker oder Apotheker ist dringend anzuraten.

Die Wasserglasmethode

Die Wasserglasmethode lässt sich wunderbar in der Praxis anwenden. Nachdem die Karte oder die Karten besprochen wurden, kann der Klient noch vor Ort beim Therapeuten ein mit Wasser gefülltes Glas auf die Karte oder die Karten stellen. So wird die Information des Mittels bereits übertragen. Alternativ können die Klienten die Karte oder die Karten, deren Mittel es einzunehmen gilt, abfotografieren, die Bilder zu Hause ausdrucken und die Einnahme dort fortführen.

Das Buch als Ergänzung zum Kartenset

Neben dem Kartenset besteht die Möglichkeit, zusätzlich mit dem Buch „Spagyrik für Körper, Geist und Seele“ (ML Verlag) zu arbeiten. Das Kartenset kann allein angewendet werden, lässt sich jedoch auch gut mit den Texten im Ergänzungsbuch kombinieren.

Das Buch enthält informative Texte zu den Bildern, die die Ursachen tiefgründiger beleuchten. Daneben finden sich Einsatzgebiete und Beschreibungen zum Körperbezug sowie Fragestellungen zu den einzelnen Themen. Wenn Sie zunächst mit den Karten arbeiten und mit den Klienten über die Bilder und Themen sprechen und im Anschluss die Texte aus dem Booklet vorlesen, haben Sie erste kleine Impulse gegeben. So entstehen neue Erkenntnisse, die zu neuen Handlungsschritten führen. Meist entstehen danach jedoch noch vertieftere Gespräche, die man mit dem Buch erweitern kann. Viele Klienten sind zutiefst beeindruckt, weil die Texte im Buch das Besprochene noch mal in einer ähnlichen Form wiedergeben. Es gibt oft einen Wiedererkennungseffekt.

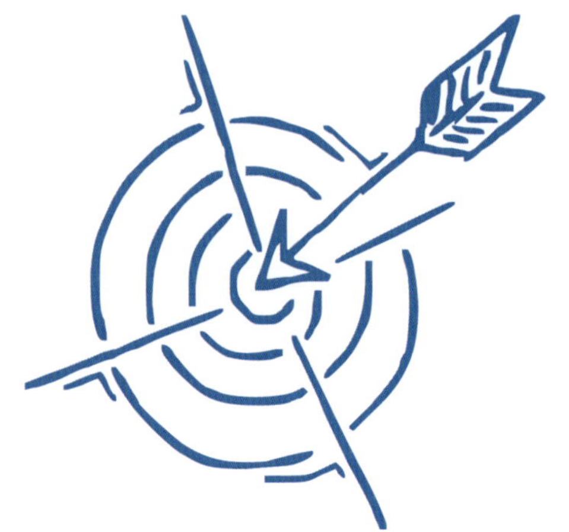

Sie können nur die Texte unter dem Bild aus dem Buch vorlesen und besprechen, Sie können aber auch nur die Themen besprechen und die vorgeschlagenen Fragen gemeinsam lesen und dabei Therapievorschläge erarbeiten. Und natürlich können Sie alle Textsequenzen zum jeweiligen Mittel vorlesen.

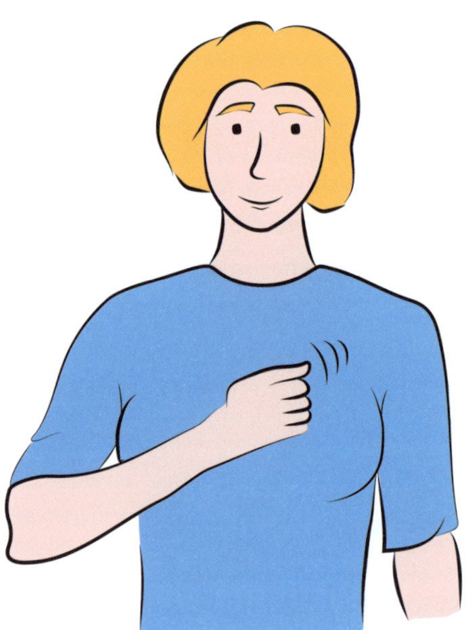

Zu guter Letzt finden Sie zu jedem Arzneimittel eine Kraftformel, die Sie dem Klienten mit nach Hause geben können. Diese Anwendung der Affirmationen als tägliches Training hat sich für viele Klienten als wertvolle Unterstützung im Alltag bewährt. So wird durch das tägliche Wiederholen immer wieder ein Reiz zur Veränderung gesetzt. Die Anwendung einer Affirmation sollte 21 Tage nicht unterschreiten.

Während der Klient im täglichen Üben den Satz aufsagt, empfehle ich, dabei den Thymus zu klopfen, um den Kraftsatz zu integrieren. In der Regel fühlen sich die Klienten dabei gut und wohl und mit ein bisschen Übung bringt die Ausführung auch Freude mit sich. Die Affirmationen können zudem noch gestärkt werden, wenn der Satz täglich aufgeschrieben oder mehrmals täglich aufgesagt wird.

Ganzheitliche Therapieansätze

Eine ganzheitliche Betrachtung

Um nachhaltig zu genesen und sich jung, vital und wohlzufühlen, braucht es meist mehr als nur die Einnahme von Medikamenten oder naturheilkundlichen Tropfen. Wer nicht bereit ist, wirklich an der Ursache seines Problems zu arbeiten und sich für seinen Seelenplan zu öffnen, wird früher oder später immer wieder vor Herausforderungen gestellt, die es sich anzusehen gilt. Die Ursachen von Krankheiten können vielfältig und manchmal so verdeckt sein, dass wir sie nur mit Unterstützung aufdecken können. Da wir dem eigenen inneren Arzt wenig Aufmerksamkeit schenken und ihn manchmal auch noch dabei behindern, seine wertvolle Arbeit zu machen, benötigt es oft einen Experten im Außen. Obwohl das Wissen darüber, dass Körper, Geist und Seele im Einklang sein sollten, mittlerweile vielen Menschen zugänglich ist, ist es doch erschreckend, wie viele Menschen es bisher dennoch nicht verstanden oder in ihr Leben integriert haben. Die eigene Komfortzone zu verlassen und selbst in die Eigenverantwortung zu gehen, scheint für viele Menschen schwierig zu sein. Es ist ja auch bequem, alles so zu belassen, wie es ist. Wenn es doch immer funktioniert hat, warum sollten wir etwas verändern? Wenn es um die Behandlung unserer Krankheiten geht und darum, die Gesundheit zu fördern, geht dieses Prinzip jedoch nicht auf. Warum? Weil Dinge, die lange zu einem schleichenden und ungemütlichen Muster geworden sind, uns in die Situation gebracht haben, in der wir heute womöglich sind. Dieses Muster weiterzuführen, wäre nicht nur unklug, sondern auch selbstbestrafend. Aber wir alle haben es verdient, gesund und glücklich zu sein. Deshalb brauchen wir gerade im Bereich Gesundheit eine große Portion Mut, Dinge zu ändern und neue Therapien und Verhaltensweisen auszuprobieren. Manchmal sind dann einzelne Therapien wie Puzzlestücke, die nach erfolgreicher Anwendung das Gesamtbild schärfen.

Das Kartenset kann uns helfen, einige Themen, die hinter den Beschwerden stehen, besser zu erkennen und auch die Zusammenhänge mit den Organen zu verstehen. Doch jedes Organ hat auch noch seine eigene Sprache und seine eigene Botschaft, die es gern vermitteln würde, wenn wir bereit wären, zu lauschen. Und nicht nur unsere Organe, auch unser gesamter Organismus wünscht sich nichts sehnlicher, als fit und vital zu sein und bis ins hohe Alter für uns zu arbeiten. Dafür bedarf es aber einer ganzheitlichen Sichtweise, damit wir unseren Körper pflegen und unterstützen können. Wir sollten also lernen, die gleiche Sprache zu sprechen wie unser Organismus, und seine verschlüsselten Botschaften erforschen. Deshalb stelle ich Ihnen in diesem Kapitel einige ganzheitliche Grundprinzipien vor und hoffe, dass Sie künftig freundschaftlicher mit Ihrem Körper umgehen und ihn als wahren Begleiter betrachten.

Der Pischinger-Raum – System der Grundregulation

Die Bedeutung des Bindegewebes für den Organismus wurde von dem österreichischen Arzt und Matrixforscher Alfred Pischinger (1899–1983) untersucht. Der Mediziner fand heraus, dass das Bindegewebe eine entscheidende Rolle bei der Entstehung von Krankheiten spielt. Chronische Krankheiten, wie Rheuma, Asthma, Gelenkbeschwerden, Diabetes und Allergien, aber auch die Manifestation von Infektionskrankheiten wie einer Borreliose entstehen nicht aus heiterem Himmel. Ihnen gehen oft jahrelange und unerkannte Regulationsstörungen im Bindegewebe voraus.

Die von Alfred Pischinger erforschte Matrix – auch als Grundsubstanz bezeichnet – ist Teil des Bindegewebes. Zusammen mit den für spezifische Organfunktionen verantwortlichen Parenchymzellen, den Arteriolen, Venolen, Lymphgefäßen und Endfasern des autonomen Nervensystems bildet das Bindegewebe nach Pischinger das System der Grundregulation. Dessen Zustand und die Funktionen der einzelnen Zellen hängen vom ungestörten Zusammenwirken all dieser verschiedenen Komponenten ab.[2]

Die Matrix durchzieht den gesamten Organismus und erreicht so jede einzelne Zelle. Befindet sich das Grundsystem in einem intakten Zustand, erfreut sich der Mensch bester Gesundheit und Vitalität. Dann nämlich wird der Körper über die Blutgefäße (hier Arteriolen) mit Nährstoffen, Vitaminen, Mineralien und Sauerstoff versorgt. Indem diese Stoffe in die Grundsubstanz diffundieren und so in die einzelnen Zellen gelangen, entsteht Energie, die uns und unseren Zellen zur Verfügung steht. Die bei diesem Umwandlungsprozess anfallenden Säuren, Stoffwechselendprodukte sowie eventuell vorhandene Toxine und Mikroorganismen lassen sich im gesunden Zustand problemlos über die Blutgefäße (hier Venolen) und die Lymphgefäße ableiten und können von den Entgiftungsorganen ausgeschieden werden.

Ist das System der Grundregulation jedoch durch saure Substanzen und Erreger gestört, wird die Matrix zur Mülldeponie, weil schädliche Stoffe nicht mehr abtransportiert werden können und sich dort ansammeln. Infolgedessen degenerieren die Zellen zunehmend, die Funktionen der einzelnen Zellen und Organe werden reduziert bzw. beeinträchtigt und die Leistungsfähigkeit unseres Körpers nimmt ab. Erkrankungen, insbesondere solche, die chronisch verlaufen, resultieren demnach aus einer Dysfunktion der Grundregulation.

Forscher der Wiener Schule beobachteten den Einfluss von Schwermetallen, Stressreaktionen und stumm verlaufenden chronischen Prozessen auf das Bindegewebe. Daraufhin entwickelten sie eigene Diagnose- und Therapiemethoden, um die Funktionen in der Matrix wieder zu normalisieren. So konnten Krankheiten, die in der Medizin als schwierig oder nicht therapierbar gelten, wie Multiple Sklerose oder rheumatische Erkrankungen, gelindert oder überwunden werden. Auch wenn das Bindegewebe in der heutigen Schulmedizin mittlerweile mehr Beachtung erfährt, so beschränkt sich diese jedoch oft nur auf schwerwiegende Erkrankungen des Lymphsystems.

Das Bindegewebe ist aber der Ort, an dem alle Abwehr- und Entzündungsprozesse stattfinden. Es ist also mehr als ein Stütz- und Füllgewebe und sollte daher in jeder Therapie eine besondere Beachtung finden. Insbesondere bei der Therapie von chronischen Erkrankungen ist es schlicht fahrlässig, es nicht zu beachten. Es ist an zahlreichen immunologischen, neuralen und hormonellen Prozessen beteiligt, erfüllt Ernährungs- und Regenerationsaufgaben und reguliert den Säure-Basen-Haushalt mit.[3]

Ist es gesund, können die Organe und Organsysteme ihren eigentlichen funktionellen Aufgaben nachgehen. Das Bindegewebe ist dann weich, elastisch und frei durchgängig für die Versorgungs- und Entsorgungsprozesse. Zu den Faktoren, die das Bindegewebe negativ beeinflussen können, zählen unter anderen: eine ausgeprägte Fehlernährung, ein erhöhter Konsum von Genussmitteln wie Alkohol und Nikotin, Mikroorganismen, belastende Stoffe aus der Umwelt, Schwermetalle und Bewegungsmangel. Sie übersäuern und verschlacken das Bindegewebe zunehmend und schwächen auf diese Weise das Immunsystem. Diese Vergiftung des Stoffwechsels belastet den Organismus massiv. Im kranken Zustand ist die Matrix dann starr und das Gewebe degeneriert, die Versorgung des Körpers ist beeinträchtigt und die Entsorgung von Schlacken mangelhaft. Die Arterien, Venen und Kapillaren werden aufgrund von Ablagerungen und Verhärtungen an ihren Gefäßwänden nur noch schlecht durchblutet.

Folgende Anzeichen können ein Hinweis auf ein verschlacktes Bindegewebe sein:

- Bindegewebsschwäche (Schwangerschaftsstreifen oder Cellulite)
- Allergien und Autoimmunerkrankungen
- Schlafstörungen und chronische Müdigkeit
- psychische Beschwerden wie Depressionen und Stimmungsschwankungen
- Verdauungsstörungen wie Blähungen, Verstopfungen, Stoffwechselstörungen
- akute und chronische Schmerzzustände an der Wirbelsäule und den Gelenken sowie Muskelverspannungen und -verhärtungen

Diese Liste ließe sich unendlich fortführen. Um das Bindegewebe wieder in seinen Urzustand zu versetzen und der Krankheit den Nährboden zu entziehen und damit die Basis für Gesundheit zu schaffen, sollte ein ganzheitliches Therapiekonzept auch unbedingt die Reinigung umfassen. Schädliche Substanzen können ausgeleitet werden, indem die fünf großen Entgiftungsorgane Darm, Nieren, Leber, Lunge und Haut angeregt und in ihrer Funktion gestärkt werden. Daneben spielen auch das Blut- und Lymphsystem sowie der Unterleib bei Frauen eine große, tragende Rolle. Im folgenden Kapitel „Maßnahmen zur Stärkung des Organismus" finden Sie neben den sieben Säulen der Ausleitung hilfreiche Anregungen, um eine Entgiftung zu unterstützen. Eine Entgiftungskur ist aber auch ohne akuten medizinischen Anlass für jedermann präventiv empfehlenswert, weil vorhandene stille Krankheitsbelastungen reduziert und das individuelle Gesundheitspotenzial gesteigert werden können. Dafür stehen heute zahlreiche unterschiedliche naturheilkundliche Methoden zur Verfügung. Den für Sie passenden Ansatz zu finden, ist mit Sicherheit eine Herausforderung für sich, die sich aber lohnt!

Maßnahmen zur Stärkung des Organismus

Neben der Therapiemethode, die Sie als Arzt oder Heilpraktiker anwenden, sowie dem Mittel, das Sie verordnen können, wäre es eine gute Idee, dem Patienten noch weitere Maßnahmen mit an die Hand zu geben, die er selbst ausführen kann. Viele Menschen geben ihre Verantwortung an der Praxis- oder Kliniktür ab, nehmen jahrzehntelang Medikamente ein und akzeptieren alle empfohlenen Operationen, ohne sich nach Alternativen zu erkundigen. Sicherlich sind chirurgische Eingriffe manchmal nicht zu umgehen, aber es gibt so viele natürliche Maßnahmen, die den Organismus stärken, Schmerzen lindern und weiteren Beschwerden vorbeugen können. Um (wieder) fitter zu werden, braucht es allerdings eine große Portion Eigenverantwortung. Jeder Einzelne muss eben auch etwas für sein Wohlbefinden tun und darf nicht nur von uns erwarten, dass wir helfen, zu gesunden. Da das Internet voller Tipps von Fachkundigen, aber auch unkundigen „Profis“ ist, ist es für Laien oft schwer, zu erkennen, was wirklich helfen kann.

Ich zeige daher bewährte Maßnahmen auf, die Sie bei den jeweiligen Konzepten und Karten noch zusätzlich empfehlen können. All diese Ideen sind als eine Einladung zu verstehen und bestimmt nicht vollständig. Jeder Therapeut hat mit Sicherheit auch Lieblingstools, die er seinen Klienten gern mit an die Hand geben kann.

Auf den Karten stehen Körper- und Organbezüge. Zeigt die Karte zum Beispiel Leber, Immunsystem oder Nieren an, so finden Sie im nachfolgenden Kapitel „Die Organsprache als Leitfaden im psychosomatischen Kontext“ auf Seite 47 verschlüsselte Botschaften der einzelnen Organe bzw. Organbereiche. Diese Informationen können Sie zur vertieften Anamnese nutzen. Außerdem bekommen Sie beispielsweise Anregungen für die Leber und Gedanken zur Nierenstärkung im Unterkapitel „Ausleitung“. Tipps für die Lunge sind im Unterkapitel „Atemwege“ und Maßnahmen zur Stärkung der Gelenke im Unterkapitel „Bewegung“ aufgeführt. So finden Sie schnelle Therapieempfehlungen, die Sie weitergeben und nach Möglichkeit ergänzen können.

Ausleitung – die Basis der Gesundheit

Die Entlastung des Organismus (z. B. von Umweltbelastungen und toxischen Substanzen) sowie die Stärkung der einzelnen Organe stellen eine besondere Bedeutung in der Therapie von akuten und chronischen Erkrankungen dar. Eine Einnahme der hier beschriebenen Konzepte geht oft die Einnahme des Ausleitungskonzeptes voraus. Wie Sie bereits im Kapitel „Der Pischinger-Raum“ gelernt haben, sollte den Ausscheidungsorganen besondere Aufmerksamkeit geschenkt werden. Um die Gesundheit zu erhalten, lohnt sich ein Blick auf die sieben Säulen der Ausleitung. In jeder akuten Behandlung liegt der Fokus neben dem eigentlichen Hauptorgan immer auch auf Nieren- und Lymphentgiftung. In jeder Therapie chronischer Krankheiten sollten alle Ausscheidungsorgane unbedingt Berücksichtigung finden, natürlich nicht immer gleichzeitig. Insbesondere gilt dem Darm, den Nieren, der Leber und den Lymphen die größte Aufmerksamkeit.

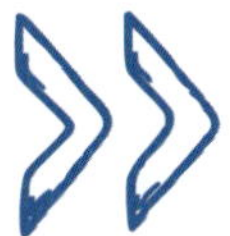

Ich empfehle bei allen chronischen Erkrankungen immer mit einer Ausleitung zu beginnen und dann gegebenenfalls die anderen Konzepte anzuschließen.

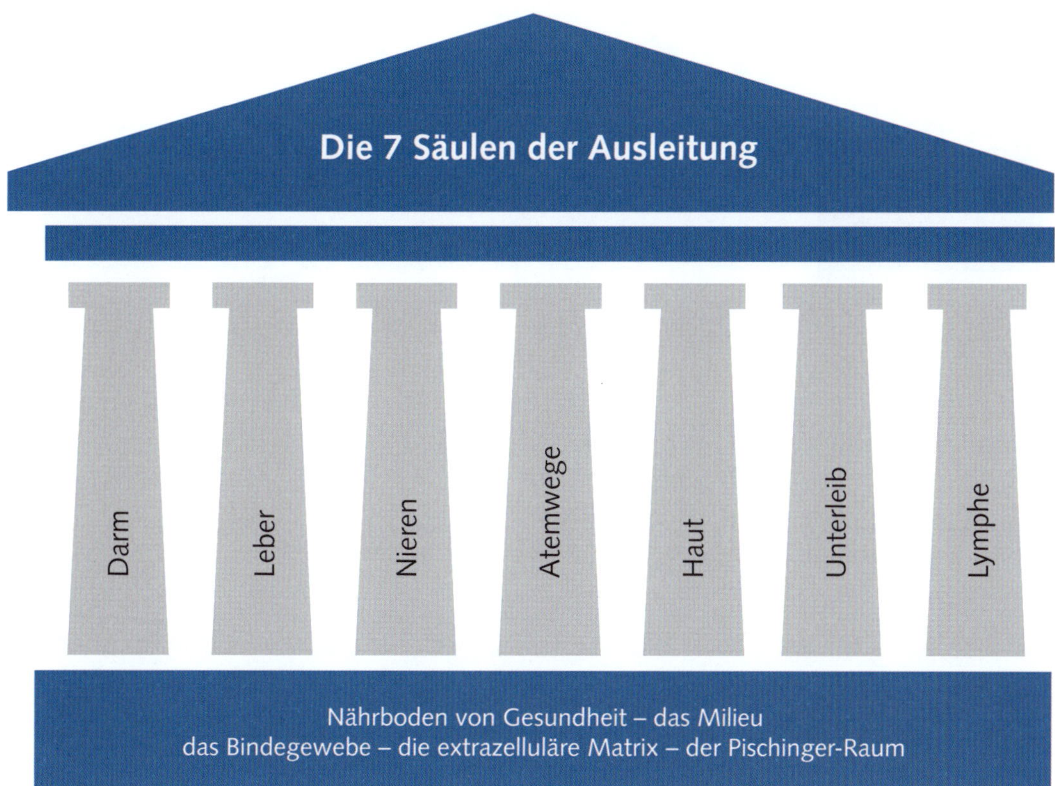

Im Kartenset finden Sie einzelne Karten (z. B. Silybum spag., Solidago spag., Thuja-Lachesis spag., Urtica-Arsenicum spag., Hydragyrum spag.), die therapeutisch auf eine Schwäche und Störung der jeweiligen Organfunktion hinweisen. Diese Karten tragen die Begriffe Leber, Darm, Nieren, Haut, Lunge, Lymphsystem oder Unterleib. Immer wenn Sie entsprechende Hinweise unter dem Körperbezug finden oder die Karte Ausleitung ziehen, können Sie entweder das Phönix-Ausleitungskonzept unterstützend einnehmen oder das ausgesuchte Mittel um weitere Maßnahmen ergänzen.

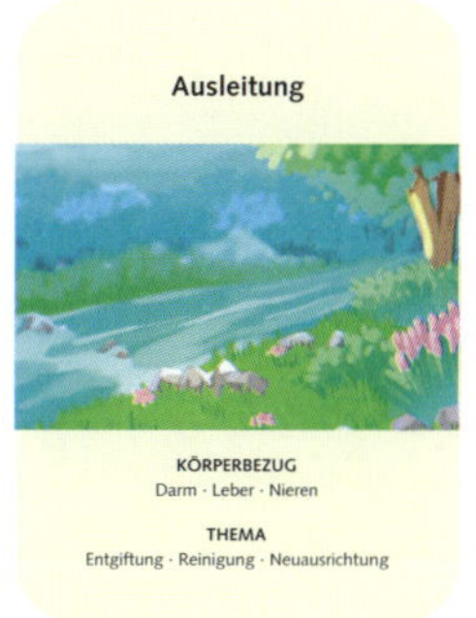

Neben der Einnahme der verordneten Mittel und den zusätzlichen empfohlenen Maßnahmen kann auch die Meditation „Emotionen ableiten" von Seite 70 die Ausleitung unterstützen.

Das Phönix-Ausleitungskonzept umfasst vier Mittel:

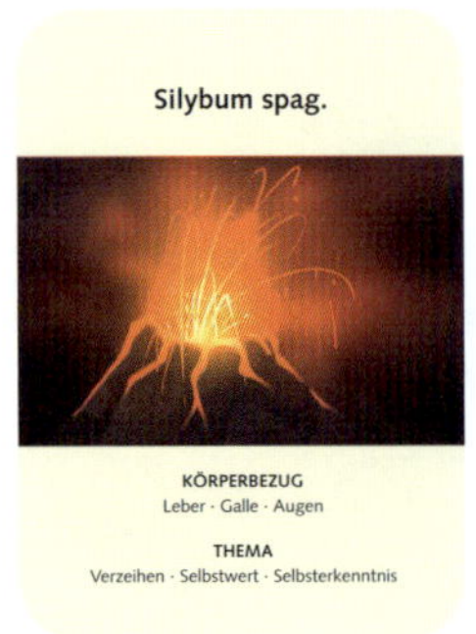

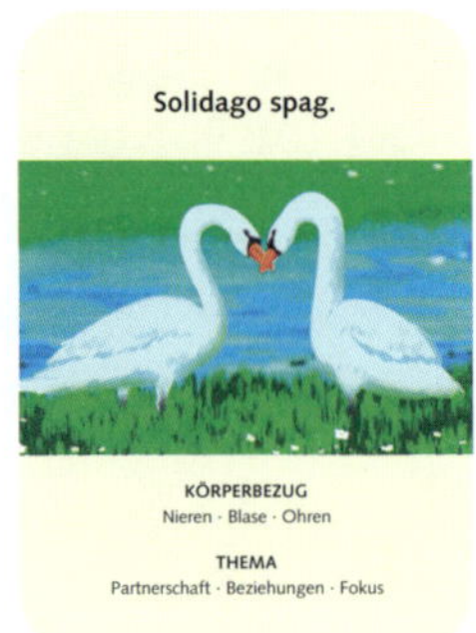

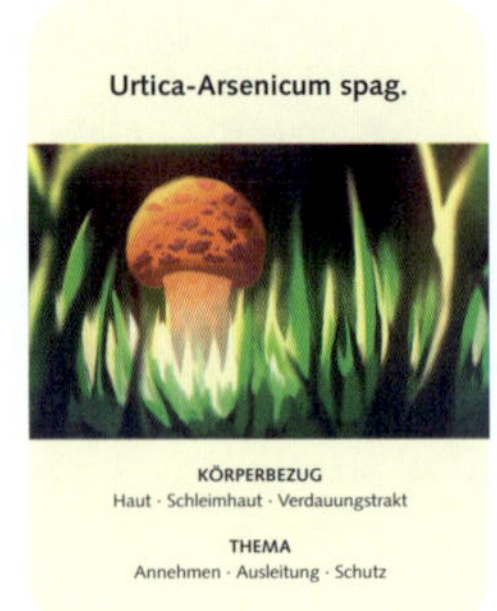

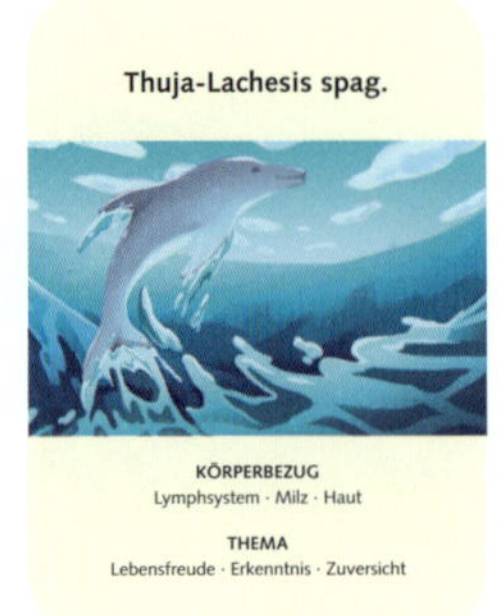

Folgende Einnahme hat sich in der Praxis bewährt:

Das Phönix-Ausleitungskonzept kann sowohl präventiv zweimal im Jahr eingenommen werden als auch zur Behandlung von akuten und chronischen Erkrankungen zu Beginn einer Therapie eingesetzt werden.

Die Anwendungsdauer des Konzeptes beträgt ca. 90 Tage, wobei sich die drei folgenden einzelnen Mittel alle drei Tage abwechseln. Die hier empfohlene Dosierung sollte nicht überschritten werden:

- 3 Tage Silybum spag. (3 × 60 Tropfen) für die Leberentgiftung
- 3 Tage Solidago spag. (3 × 60 Tropfen) für die Nierenstärkung
- 3 Tage Urtica-Arsenicum spag. (3 × 20 Tropfen) zur Haut- und Schleimhautreinigung

Am zehnten Tag wiederholt sich dieser Zyklus. Während der gesamten Zeit wird Thuja-Lachesis spag. (3 × 20 Tropfen) zur Blut- und Lymphreinigung eingenommen.

Ich persönlich würde immer mit einer geringeren Dosierung beginnen, weil viele Klienten chronisch mit Umweltgiften belastet sind. Eine einschleichende Ausleitung ist daher ratsam. Mit jedem Zyklus wird dann die Anzahl der Tropfen um jeweils 10 bzw. 5 Tropfen erhöht, bis Sie die maximale Dosierung erreicht haben. Nach sechs Wochen ist die volle Dosierung erreicht. Um eine umfangreiche Entgiftung zu erreichen, empfehle ich, weitere sechs Wochen die maximale Dosierung einzunehmen.

Beispiel

1. Zyklus
   Silybum spag.: 3 × 20 Tropfen
   Solidago spag.: 3 × 20 Tropfen
   Urtica-Arsenicum spag.: 3 × 5 Tropfen
2. Zyklus
   Silybum spag.: 3 × 30 Tropfen
   Solidago spag.: 3 × 30 Tropfen
   Urtica-Arsenicum spag.: 3 × 10 Tropfen
3. Zyklus
   Silybum spag.: 3 × 40 Tropfen
   Solidago spag.: 3 × 40 Tropfen
   Urtica-Arsenicum spag.: 3 × 15 Tropfen

Folgende allgemeine Maßnahmen stärken zudem die Entgiftungsorgane:

- Ölziehen: Die Reinigung des Organismus beginnt bereits im Mund. Morgendliches Ölziehen mit Sonnenblumen- oder Sesamöl reinigt nicht nur die Zahnzwischenräume von Erregern, sondern stärkt auch noch das Zahnfleisch.
- Fasten: Zweimal im Jahr (z. B. im Frühjahr, Herbst oder kurz vor Weihnachten) kann eine Fastenkur von fünf bis sieben Tagen den Organismus wieder in Schwung bringen. Wer nicht bis zur nächsten Fastenzeit warten möchte, kann mit Intervallfasten oder ein bis zwei Salat- oder Suppentagen pro Woche seinen Stoffwechsel auf Trab bringen und die Verdauungsorgane regelmäßig entlasten.
- Leberwickel: Eine günstige und effektive Anwendung zur Stärkung der Leber ist der Leberwickel. Die Leber mag den Wickel gern in der Mittagszeit oder am späten Abend zur Nachtruhe.
- Basenbäder/Bürsten: Basische Vollbäder oder Fußbäder zweimal die Woche sorgen für eine gute Ausscheidung von Säuren über die Haut. Zusätzliche Bürstenmassagen regen die Durchblutung der Haut an und fördern ein gesundes Hautbild.
- Ernährung: Eine gesunde und ausgewogene Aufnahme von regionalen und saisonalen Lebensmitteln unterstützt die Befreiung von Stoffwechselendprodukten und Säuren und sorgt für mehr Energie.
- Sauna/Infrarotlicht: Der Körper scheidet über die Haut toxische Substanzen aus. Dies wirkt sich zudem positiv auf den gesamten Organismus aus.
- Kräuter und Co.: Frische Pflanzen in Form von Tees oder Frischpflanzensäften können die Entgiftungsorgane stärken. Beispiele: Löwenzahn (Darm), Brennnessel und Birke (Nieren), Kartoffel (Magen), Artischocke (Leber), Spitzwegerich, Salbei und Thymian (Lunge). Wer mag, kann aus dem Garten, dem Wald oder von der Wiese etwas Löwenzahn oder Brennnessel in den Salat, den Smoothie oder das Gemüse geben.
- Bewegung: Moderate und regelmäßige Bewegung bringt Schwung in die Lymphe und sorgt für einen guten Abtransport der Stoffwechselendprodukte.
- Bitterstoffe: Die Einnahme von Bitterstoffen (z. B. Enzian, Wermut, Mariendistel) unterstützt den Stoffwechsel und sorgt für eine wohlige Verdauung. Wer keine Kräuter selbst sammeln möchte, kann zum Beispiel auf Bitterselect® (Fa. Dreluso) zurückgreifen.
- Zeolith: Zeolith (z. B. Fa. Panaceo) wirkt sanierend und stärkend auf die Magen-Darm-Wand, indem es Schadstoffe (z. B. Schwermetalle) bindet.

So geht's

Leberwickel

Nehmen Sie ein Baumwolltuch und falten Sie es mehrmals längs. Tauchen Sie dieses Tuch in warmes Wasser, wringen Sie es gut aus und legen Sie es auf Ihren rechten Rippenbogen. Um die Wirkung zu verstärken, können Sie auch vor der Auflage des Tuches den rechten Rippenbogen mit Tropfen von Silybum spag. einreiben.

Darüber legen Sie eine Wärmflasche und ein zweites, trockenes Tuch, um das Ganze großflächig abzudecken und zu befestigen. Ruhen Sie nun ca. 30–45 Minuten mit dem Leberwickel und anschließend noch mal 20–30 Minuten ohne.

Alternativ können Sie auch selbst gesammelte Kräuter (z. B. Wermutkraut, Schafgarbenkraut, Lavendel, Mariendistelkraut) in ein Säckchen oder Kissen füllen, erhitzen und dieses Kissen auf das feuchte Baumwolltuch auflegen. Fertige Leberkissen für den Wickel gibt es u. a. von der Fa. Bitterkraft.

Sich frei atmen

Die letzten Jahre waren nicht nur für uns herausfordernd, sondern auch für unsere Atmungsorgane. Das Tragen von Masken und die vorübergehende Isolation haben unser Immunsystem geschwächt. Doch wer glaubt, mit Pandemieende würde es besser werden, der täuscht sich. Vor allem im Zeitraum von 2019 bis 2022 stieg die Zahl der Atemwegsinfekte signifikant an und das Immunsystem musste sich mit verschiedensten Erregern, wie z. B. SARS-CoV, RS-Viren und Influenza-Viren, auseinandersetzen. Wenn dann noch Grunderkrankungen wie Asthma bronchiale vorliegen, kann jeder Atemwegsinfekt zu einer Verschlechterung des Gesamtorganismus führen.[4]

Im Kartenset finden Sie einzelne Karten (z. B. Lobelia, Drosera, Calcium phosphoricum spag.), die auf Beschwerden der oberen oder unteren Atemwege therapeutisch hinweisen. Diese Karten tragen die Begriffe Atemwege, Lunge, Bronchien oder Schleimhaut. Immer wenn Sie Hinweise auf die Atmungsorgane unter dem Körperbezug finden oder die Karte Atmung ziehen, können Sie entweder das Phönix-Atmungskonzept unterstützend einnehmen oder das ausgesuchte bzw. gezogene Mittel um weitere Maßnahmen ergänzen.

Das Phönix-Atmungskonzept umfasst vier Mittel:

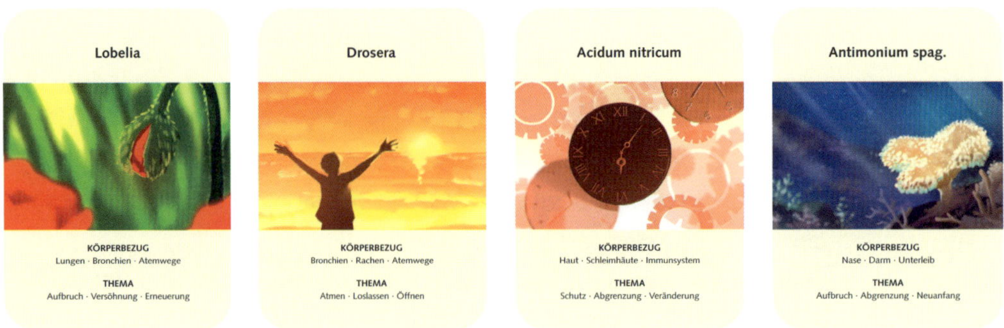

Folgende Einnahme hat sich in der Praxis bewährt:

Die Behandlungsdauer erstreckt sich über 45 Tage und findet im dreitägigen Einnahmewechsel statt.

- 3 Tage Lobelia Phcp® (3 × 10 Globuli) für die oberen Atemwege
- 3 Tage Drosera Phcp® (3 × 10 Globuli) für die unteren Atemwege
- 3 Tage Acidum nitricum S Phcp® (3 × 10 Globuli) für die Schleimhautreinigung

Danach beginnt die Einnahme wieder von vorn und der Zyklus wiederholt sich bis zum Ende der Einnahme. Zudem wird über die gesamte Zeit Antimonium spag. für die Schleimhautregeneration (3 × 20 Tropfen) zusätzlich gegeben.

Das Atmungskonzept hat sich in der ganzheitlichen Behandlung von Infekten, Erkältungen, bei Erschöpfung, zur Abwehrsteigerung und bei Erkrankungen der Atemwege, wie z. B. Bronchitis, Asthma oder COPD, in der Praxis bewährt.

Sind die oberen Atemwege (Nase, Nasennebenhöhle, Hals) betroffen, können folgende Maßnahmen den Organismus kräftigen:

- Inhalationen mit Salbei, Kochsalz- oder Meersalzlösung (1–2 × täglich) befeuchten die Schleimhäute und wirken abschwellend. Achtung: Kamille trocknet die Schleimhäute aus.
- Zur Reinigung der Nasenschleimhäute kann zusätzlich eine Nasendusche oder Nasenspülung Anwendung finden. Achten Sie darauf, nicht direkt nach einer Nasenspülung nach draußen in die Kälte oder einen stark klimatisierten Bereich zu gehen, um weitere Infekte zu vermeiden. Bei starken Kopfschmerzen unterstützt die Rotlichtlampe.
- Vorübergehend kann ein Nasenspray abschwellend wirken, einige Sprays machen jedoch abhängig. Von einer längeren Anwendung ist daher abzusehen!
- Bei Halsschmerzen, grippalen Infekten oder einer Mandelentzündung kann zum Abschwellen der Lymphknoten und zur Schmerzlinderung beim Schlucken ein Zitronen- oder Quarkwickel wertvolle Dienste leisten. Daneben kann Manuka-Honig bei bakteriellen und viralen Belastungen entzündungshemmend wirken.
- Um die Nase freizubekommen, können kräftige Druckpunktmassagen der Akupunkturpunkte Di 20 und Ma 2 durchgeführt werden. Das befreit die Nase und sorgt für eine gute Sauerstoffaufnahme.
- Bei wiederkehrenden oder chronischen Entzündungen der Nasennebenhöhlen oder Bronchien empfiehlt sich aufgrund des dortigen Reizklimas ein längerer Aufenthalt am Meer (z. B. Nordsee).

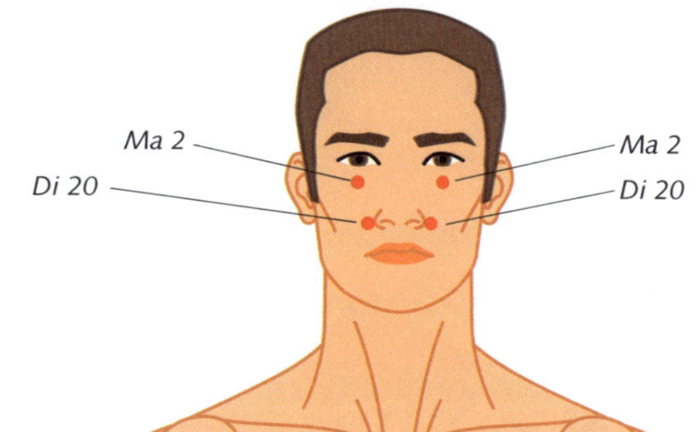

So geht's

Zitronenwickel

Ein kalter Zitronenwickel kommt bei beginnenden Halsschmerzen und Schluckbeschwerden zum Einsatz. Die Zitronen wirken dabei abschwellend und schmerzlindernd. Für einen kalten Zitronenwickel am Hals nehmen Sie ein Baumwollhandtuch oder Geschirrtuch und falten Sie dieses zweimal längs. Schneiden Sie eine Biozitrone in Scheiben auf und legen Sie die Scheiben nebeneinander in das Baumwollhandtuch. Drücken Sie den Saft mit einer Gabel leicht aus. Legen Sie das Handtuch von vorn so um den Hals, dass die Zitronen den gesamten Hals umschließen, jedoch die Halswirbelsäule aussparen (von Ohr zu Ohr). Befestigen Sie mit einem weiteren leichten Tuch oder Schal das Baumwolltuch. Lassen Sie die Zitronen ca. 20 Minuten wirken und gönnen Sie sich in dieser Zeit Ruhe.

Wenn Sie stattdessen lieber Wärme am Hals bevorzugen, können Sie den Zitronenwickel ebenfalls anwenden, nur wandelt er sich dann leicht ab. In diesem Fall tränken Sie ein Baumwollhandtuch in heißem Wasser und geben in das Wasser frischen Zitronensaft. Dann wickeln Sie das feuchte Tuch von vorn um den Hals und befestigen es mit einem weiteren Tuch oder Schal. Lassen Sie das Handtuch ca. 5–10 Minuten auf dem Hals und wiederholen Sie die Anwendung zwei- bis dreimal täglich.

So geht's

Quarkwickel

Bekannter als der Zitronenwickel ist der Quarkwickel. Er wirkt abschwellend, schmerzlindernd und entzündungshemmend. Man kann ihn zum Beispiel bei Halsschmerzen und Husten, aber auch bei Entzündungen in den Gelenken (z. B. am Knie) anwenden.

Damit der Quark nicht zu kühl ist und auch streichzart, nehmen Sie ihn ca. 20 Minuten vor der Anwendung aus dem Kühlschrank. Streichen Sie ca. 250 g frischen Speisequark fingerdick auf ein passendes Baumwolltuch und falten Sie das Tuch im Anschluss. Alternativ können Sie auch eine Kompresse nehmen. Der Quark sollte nicht unbedingt direkt auf der Haut liegen, weil er mit der Zeit sonst zu kleben beginnt. Legen Sie die Quarkkompresse auf die betreffende Stelle auf. Wickeln Sie nun ein weiteres Tuch um das erste und fixieren Sie dieses leicht.

Lassen Sie den Quark etwa 20–30 Minuten auf der entsprechenden Stelle liegen. Sobald er warm wird und zu bröckeln beginnt, können Sie den Wickel entfernen. Bei Husten können Sie den Quark vorher im Wasserbad leicht erwärmen oder wenden stattdessen den Kartoffelwickel an.

So geht's

Kartoffelwickel

Der Kartoffelwickel gehört wie der Leber- und Quarkwickel zu den traditionellen Hausmitteln. Insbesondere bei Husten, Schmerzen oder Verspannungen wird er als feucht-heißer Wickel angewendet. Der Vorteil bei diesem Wickel ist, dass die Kartoffelmasse die Wärme lange Zeit gut speichert, was zu einer Gefäßerweiterung und verbesserten Durchblutung des Gewebes führt. Im Rahmen von Atemwegserkrankungen können so auf natürliche Weise Hustenkrämpfe gelöst und Schmerzen beim Husten gelindert werden.

Für den Kartoffelwickel benötigen Sie 4–5 große Kartoffeln, ein Baumwolltuch, ein zweites Tuch und ein Außenhandtuch sowie Klebestreifen. Am besten eignen sich mehligkochende Kartoffeln. Bringen Sie die Kartoffeln zum Kochen, bis sie weich sind, und gießen Sie diese ab. Legen Sie das Innenbaumwolltuch auseinandergefaltet vor sich hin und geben Sie mit einer Gabel die Kartoffeln darauf. Nun zerstampfen und zerdrücken Sie die Kartoffeln. Schlagen Sie die Kartoffelmasse in das Baumwolltuch ein und befestigen Sie es mit Klebestreifen. Wenn die Kompresse zu heiß ist, legen Sie zwischen die Haut und das Baumwolltuch mit der Kartoffelmasse ein Zwischentuch, damit Sie sich nicht verbrennen. Ansonsten wird die Kompresse mit einem Außenhandtuch fixiert.

Geben Sie sich nun unbedingt mindestens 20–30 Minuten Ruhe.

Sind die unteren Atemwege (Bronchien, Lunge, Rippenfell) betroffen, können Sie folgende Maßnahmen zur Kräftigung des Organismus durchführen oder empfehlen:

- Die Trinkmenge sollte 2–3 Liter pro Tag umfassen. Empfehlenswert sind stilles Wasser oder ungesüßte Tees. Auch eine Hühnersuppe liefert viel Flüssigkeit. Das löst den Schleim und ermöglicht besseres Abhusten. Bei starker Schleimbelastung kann zusätzlich die Einnahme von schleimlösenden Mitteln wie z. B. Soledum© forte oder des guten alten Zwiebelsafts helfen.

- Bei Verschleimung und starkem Hustenreiz sind neben Inhalationen mit Kochsalzlösung und Salbei auch heiße Kartoffelwickel empfehlenswert.
- Atemübungen öffnen den Brustkorb, sorgen für einen besseren Abtransport von Schleim und bringen Sauerstoff in die Zellen.
- Sanfte und tiefere Atemübungen wie beim Qigong können helfen, trotz Husten den Atemrhythmus zu beruhigen.
- Folgende Pflanzen haben sich als Tee oder Frischpflanzensaft bewährt: Salbei, Andorn, Thymian, Eibisch, Spitzwegerich.
- Während Sport eher kontraproduktiv bei einer Erkältung oder Grippe ist, kann ein Spaziergang im Wald Wunder bewirken. Durch die ätherischen Öle, die einige Bäume freisetzen, werden die Schleimhäute auf natürliche Weise gereinigt. Wer nicht spazieren möchte, kann beim Waldbaden entspannen.
- Ruhen Sie sich aus und sorgen Sie für viel Erholungs- und Schlafphasen.

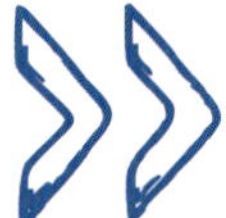

Wenn Sie Ihren Klienten Atemübungen an die Hand geben wollen, empfehle ich zum Beispiel das Video „Yoga mit Ralf Bauer – Die acht Bewegungsrichtungen der Wirbelsäule" von dem Schauspieler Ralf Bauer. Probieren Sie es doch gleich mal aus.[5]

Maßnahmen zur Stärkung des Bewegungsapparates

Schon Theodor Fontane sagte einmal: „Luft und Bewegung sind die eigentlichen geheimen Sanitätsräte." Bewegungsmangel gehört neben Stress mit zu den wichtigsten Faktoren, die wir selbst beeinflussen können. Schmerzen in den Gelenken, Muskeln, Sehnen und Faszien resultieren nicht immer aus bereits bestehenden chronischen Erkrankungen, sondern vor allem aus der eigenen Bequemlichkeit.

Im Kartenset finden Sie einzelne Karten (z. B. Stellaria spag., Hydragyrum spag., Calcium fluoratum spag. Glückselig (Nr. 1)), die therapeutisch auf Beschwerden im Bewegungsapparat hinweisen. Diese Karten tragen die Begriffe Wirbelsäule, Gelenke, Muskeln oder Sehnen. Immer wenn Sie Hinweise auf den Bewegungsapparat und die entsprechenden Organe unter dem Körperbezug finden oder die Karte Bewegung ziehen, können Sie entweder unterstützend das Phönix-Bewegungskonzept einnehmen oder das ausgesuchte Mittel um weitere Maßnahmen ergänzen.

Das Phönix-Bewegungskonzept umfasst zwei Hauptmittel sowie zwei Ergänzungsmittel:

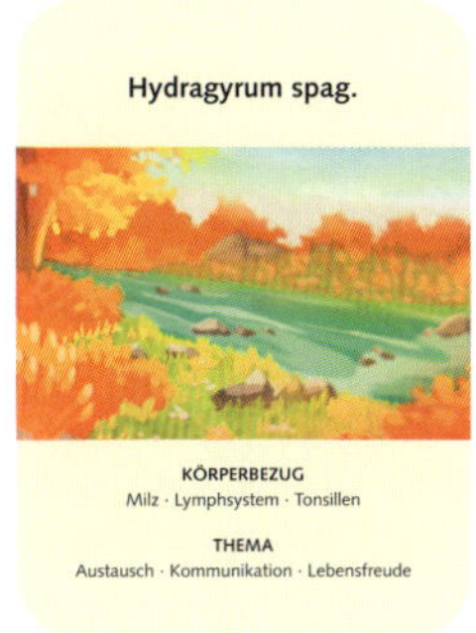

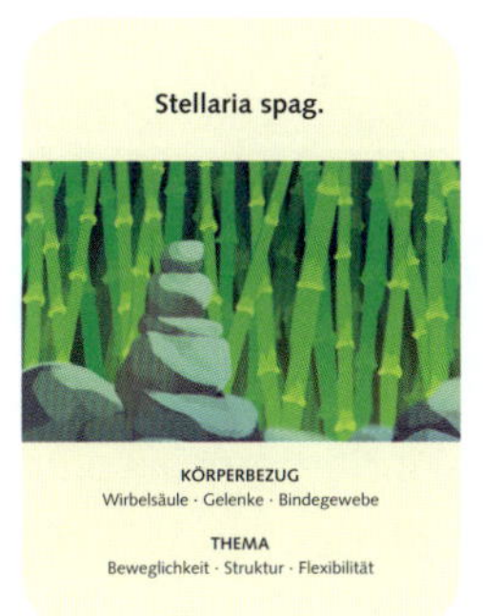

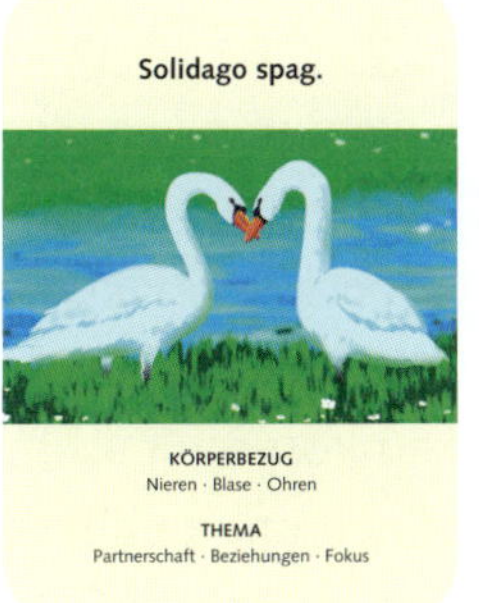

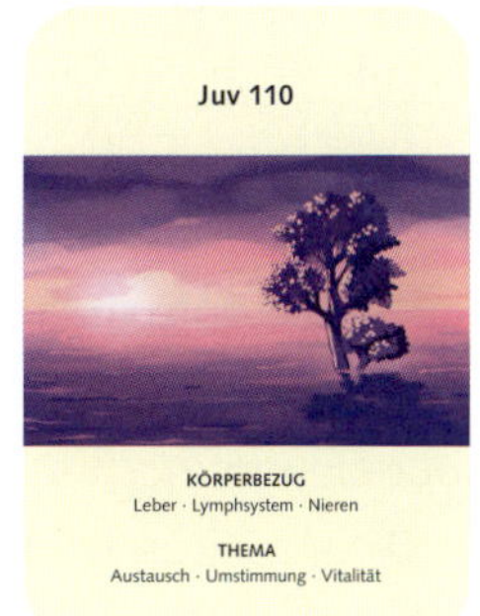

Folgende Einnahme hat sich in der Praxis bewährt:

- 1.–3. Tag Hydragyrum spag. (3 x 60 Tropfen)
- 4.–6. Tag Hydragyrum spag. (3 x 50 Tropfen) + Stellaria spag. (3 x 5 Tropfen)
- 7.–9. Tag Hydragyrum spag. (3 x 40 Tropfen) + Stellaria spag. (3 x 10 Tropfen)
- 10.–12. Tag Hydragyrum spag. (3 x 30 Tropfen) + Stellaria spag. (3 x 15 Tropfen)
- Ab dem 13. Tag Hydragyrum spag. (3 x 20 Tropfen) + Stellaria spag. (3 x 20 Tropfen)

Hydragyrum spag. wirkt entzündungshemmend und Stellaria spag. löst die Ablagerungen an den Sehnen und Gelenken. Zusätzlich während der gesamten Dauer werden Solidago spag. zur Ausscheidung über die Nieren mit 3 x 20 Tropfen sowie Juv-110-Tropfen zur Umstimmung mit 3 x 20 Tropfen gegeben. Die Dauer der Einnahme hängt von den Beschwerden ab. In der Regel wird dieses Konzept über einen längeren Zeitraum gegeben, bis sich eine deutliche Verbesserung der Beschwerden zeigt.

Folgende Maßnahmen können Ihre Gelenke und Muskeln kräftigen:

- Bei chronischen Beschwerden an den Gelenken kann unter therapeutischer Begleitung ebenfalls eine Fastenkur oder eine Umstellung der Ernährung sinnvoll sein.
- Um die Säuren und Stoffwechselabbauprodukte auszuscheiden, empfehle ich zwei- bis dreimal die Woche ein Basen-Vollbad oder -Fußbad. Dafür bitte unbedingt ein gutes Basensalz nehmen (z. B. Michael Droste-Laux©). Zur innerlichen Einnahme empfehle ich Dr. Jacobs Basenpulver (Fa. Dr. Jacobs).
- Moderate und freudvolle Ausdauersporteinheiten von 30 Minuten mehrmals die Woche (z. B. Nordic Walking, Joggen, Radfahren) können die Gelenke wieder in Schwung bringen.
- Ein tägliches Bewegungsprogramm von rund 8.000 Schritten kann helfen, die Muskulatur zu kräftigen und Stress abzubauen.
- Um Muskeln aufzubauen, zu kräftigen und Schmerzen zu lindern, können Gymnastikübungen unterstützend durchgeführt werden. Auch der Besuch eines Fitnessstudios oder einfaches Hanteltraining kann helfen, Faszien zu lockern und Gewebeverklebungen zu lösen.
- Physiotherapeuten oder Osteopathen zeigen gern auch Übungen (z. B. mit Pezziball oder Theraband) für zu Hause.
- Die Trinkmenge sollte 2–3 Liter stilles Wasser oder ungesüßte Tees umfassen, um Säuren auszuscheiden. (Hinweis: Bei älteren Menschen ist die Trinkmenge in der Regel geringer.)
- Um Verklebungen zu lösen, kann eine Schröpfkopfmassage unterstützen. Parallel empfehle ich gegebenenfalls die zusätzliche Einnahme von Nieren- und Lymphmitteln (z. B. Lymphdiaral der Fa. Uriach (ehemals Pascoe)).
- Folgende Pflanzen haben sich als Tee oder Frischpflanzensaft bewährt: Brennnessel, Birke, Goldrute, Zinnkraut. Auch ein Salat mit frischen Brennnesselblättern kann zusätzlich unterstützen. (Hinweis: Bei Herz- oder Nierenschwäche nicht ohne ärztliche Rücksprache anwenden.)
- Wärmeanwendungen: Bei starken Verspannungen können neben Fango- oder Meeresschlickpackungen auch Schröpfmassagen oder Akupunktur zur Schmerzlinderung eingesetzt werden. Die Eigenanwendung mithilfe einer Moorpackung (Fa. Sonnenmoor) kann wie auch die bekannten Wärmepflaster oder ein warmes Kirschkernkissen für schnelle Linderung sorgen.
- Juv-110-Salbe: Zur Schmerzlinderung und Förderung der Beweglichkeit kann die Juv-110 Salbe wertvolle Dienste leisten. Das entsprechende Gelenk kann mehrmals täglich damit eingerieben werden. Alternativ gibt es von der Juv-Serie auch Tropfen und Globuli zur Anwendung.

- Murmeltiersalbe: Zur vorübergehenden Schmerzlinderung und bei Verspannungen zur verbesserten Durchblutung empfehle ich Einreibungen mit Murmeltiersalbe (Fa. Josef Mack).
- Kälteanwendungen: Bei Entzündungen in den Gelenken, wie bei Arthritis, sind eher Kälteumschläge ratsam. Hier haben sich Retterspitz äußerlich (Fa. Retterspitz) oder Quarkwickel bewährt.

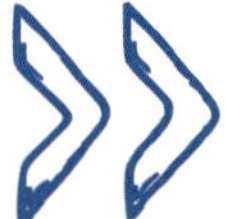

Zusätzlich empfehle ich verschiedene kostenlose Videos auf Youtube von Gabi Fastner und Mady Morrison. Sie beinhalten Übungen aus dem Yoga, der Gymnastik und dem Bereich Fitness.

Die Kraft des Tigers in sich wecken

Viele Alltagsfaktoren begünstigen eine enorme Stressbelastung, die nicht immer gleich auffällt, aber mit der Zeit zur echten Herausforderung werden kann. Privater und beruflicher Stress, aber auch schwere akute Infektionserkrankungen oder langjährige chronische Erkrankungen können zu einem Gefühl des Ausgebranntseins führen. Wenn sich Erschöpfung, Antriebslosigkeit und Kraftlosigkeit in uns breitmachen, hilft nur noch eine Auszeit von allem, um die inneren Kräfte wieder zu wecken und zu mobilisieren.

Im Kartenset finden Sie einzelne Karten (z. B. Mercurius solubilis, Aralia, Acidum nitricum), die auf die Schwächung des Organismus therapeutisch hinweisen. Diese Karten tragen die Begriffe Immunsystem, Haut oder Schleimhaut. Immer wenn Sie entsprechende Hinweise unter dem Körperbezug finden oder die Karte Aufbau ziehen, können Sie entweder unterstützend das Phönix-Aufbaukonzept einnehmen oder das ausgesuchte Mittel um weitere Maßnahmen ergänzen.

Das Phönix-Aufbaukonzept umfasst drei Mittel:

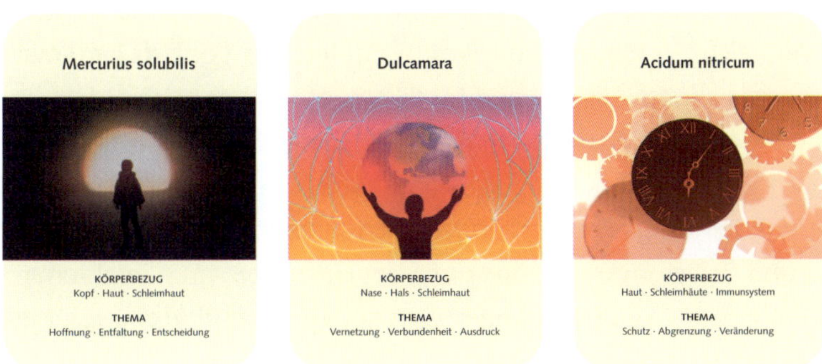

Die folgende Einnahme hat sich in der Praxis bewährt:

Das Aufbaukonzept sollte im dreitägigen Wechsel über insgesamt 90 Tage eingenommen werden.

- 3 Tage Mercurius solubilis Phcp© (3 x 10 Globuli) zur Harmonisierung
- 3 Tage Dulcamara S Phcp© (3 x 10 Globuli) zur Erholung
- 3 Tage Acidum nitricum S Phcp© (3 x 10 Globuli) zur Kräftigung

Nach neun Tagen beginnt die Einnahme von vorn.

Zudem haben sich folgende Maßnahmen zum Aufbau des Immunsystems bewährt:

- Temporegulierung: Die Stressreduktion ist der wichtigste Schritt, um zu gesunden. Bewusste Auszeiten, ausreichend Schlaf und viel frische Luft in der Natur können zur Regeneration beitragen.
- Powernap: Ein kurzer Mittagsschlaf von 15–20 Minuten kann die Konzentration fördern und den inneren Druck nehmen.
- Das Aufsuchen des Lieblingsplatzes oder eine Kurzreise ans Meer oder in die Berge sorgt für Entspannung.
- Nach schweren akuten Erkrankungen oder bei chronischen Geschehen kann eine Ernährungsumstellung auf Suppen oder vegetarische Kost stille Entzündungen abbauen.
- Wechselduschen kombiniert mit Bürstenmassagen können den Kreislauf anregen und für eine bessere Durchblutung sorgen.
- Um das Immunsystem zu aktivieren, können Kneippanwendungen oder eine Klimatherapie (am Meer oder in den Bergen) sinnvoll sein.
- Einschränken von Elektrosmogbelastungen: Die Nutzung von Smartphones mit 5G und anderen digitalen Medien sollte eingeschränkt werden, vor allem wenn noch Belastungen wie durch z. B. Epstein-Barr-Viren vorliegen.
- Zeit der inneren Einkehr: Ein Rückzug aus dem gewohnten Umfeld kann für Entspannung sorgen.

In den eigenen Rhythmus kommen

Es gibt viele verschiedene Faktoren, die begünstigen, dass wir unseren ganz natürlichen Tagesrhythmus verlassen. Dazu zählt neben Schichtarbeit, Jetlag, chronischen Erkrankungen oder Hormonschwankungen auch der innere Anspruch, all den Erwartungen im Umfeld gerecht zu werden. Ungefähr 15 Prozent der Erwerbstätigen arbeiten regelmäßig im Schichtdienst. Untersuchungen haben ergeben, dass Schichtarbeiter grundsätzlich an Schlafmangel leiden, weil der Tiefschlafanteil reduziert ist und immer wiederkehrende Schlafunterbrechungen auftreten. So kommen Schichtarbeiter auf ein Schlafdefizit von ca. 6–8 Stunden allein pro Woche. Im Vergleich zur übrigen Bevölkerung treten hier gehäuft kardiovaskuläre Erkrankungen auf und der Missbrauch von Nikotin, Alkohol und Medikamenten ist im Vergleich zur restlichen Bevölkerung erhöht. Ob Schichtarbeiter oder nicht, wer langfristig aus seinem inneren Rhythmus fällt, läuft Gefahr, an Konzentrationsstörungen, Tagesmüdigkeit oder Schläfrigkeit zu erkranken. Zudem können infolgedessen weitere Erkrankungen wie Leistungseinbrüche oder auch Herz-Kreislauf-Erkrankungen auftreten. Außerdem ist in allen Stress- und Belastungssituationen wie bei Umzügen, im Klimakterium, bei Novemberblues oder auch bei parasitären oder viralen Belastungen eine spagyrische Rhythmisierungstherapie angezeigt.

Im Kartenset finden Sie einzelne Karten (z. B. Aurum spag., Argentum spag., Magnesium phosphoricum spag. Glückselig (Nr. 7), Cyclamen spag., Aralia Phcp), die therapeutisch auf ein hohes Maß an Stress hinweisen können. Diese Karten tragen die Begriffe Nervensystem, Hormonsystem, Kopf oder Gefäße. Immer wenn Sie entsprechende Hinweise unter dem Körperbezug finden oder die Karte Circadian ziehen, können Sie entweder unterstützend das Phönix-Circadiankonzept einnehmen oder das ausgesuchte Mittel um weitere Maßnahmen ergänzen.

Das Phönix-Circadiankonzept umfasst zwei Mittel:

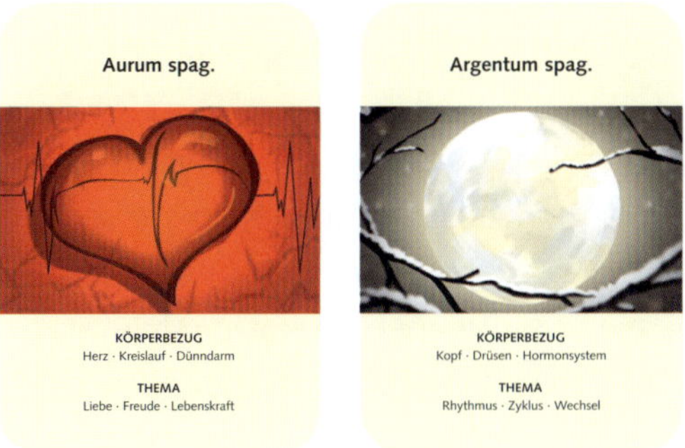

Folgende Einnahme hat sich in der Praxis bewährt:

Das Circadiankonzept sollte insgesamt 45 Tage lang eingenommen werden. Dabei wechseln sich im Tagesverlauf die beiden Mittel Aurum spag. und Argentum spag. ab.

- Aurum spag. 3 × täglich (vor dem Frühstück, vormittags, vor dem Mittagessen) mit jeweils 20 Tropfen einnehmen (dient der Stärkung des Herz-Kreislauf-Systems).
- Argentum spag. 3 × täglich (nachmittags, vor dem Abendessen, vor dem Schlafengehen) mit jeweils 20 Tropfen einnehmen (dient zur Beruhigung des Nervensystems).

Zudem haben sich folgende Maßnahmen zur Regulierung bewährt:

- Jeglicher Stress sollte deutlich reduziert werden.
- Bewusste Auszeiten schaffen, um wieder in den eigenen Rhythmus zu kommen.
- Tägliche Anwendung von Entspannungsübungen, wie Meditationen, Atemübungen, Yoga, Qigong, Progressive Muskelentspannung nach Jacobsen oder auch Autogenes Training.
- Eine gute Schlafhygiene kann zur schnellen Erholung und Regeneration beitragen.
- Eine zusätzliche Einnahme von Valeriana spag. oder Magnesium phosphoricum kann als Einschlafhilfe dienen.
- Vorübergehend haben sich auch Pflanzentees zur Beruhigung bewährt. Dazu zählen: Melisse, Hopfen, Passionsblume. Auch Präparate mit Baldrian können vorübergehend eingenommen werden. Eine dauerhafte Anwendung sollte vermieden werden.
- Wer Lavendel mag, kann sich ein Lavendelsäckchen übers Bett hängen oder mit ätherischen Ölen unterstützen. Auch ein Lavendelfußbad unterstützt beim Einschlafen.
- Bei Kindern hat sich zudem die Einreibung der Füße mit Phönix-Aura-Öl bewährt.

Schlaftipps für eine gute Schlafhygiene und einen gesunden Schlaf

- Ein guter und erholsamer Schlaf beginnt bereits bei der Wahl der richtigen Matratze. Eine professionelle Beratung durch einen Schlafexperten kann für gesunde Erholung und Regeneration in der Nacht sorgen.
- Gehen Sie möglichst immer zur gleichen Zeit ins Bett, damit sich die innere Uhr darauf einstellen kann.
- Auch wenn es schwerfällt, versuchen Sie immer ungefähr zur selben Zeit aufzustehen.
- Eine gute Zimmertemperatur liegt zwischen 16 und 18 °C. Sorgen Sie für ausreichend Frischluft im Schlafzimmer und halten Sie die Schlaftemperatur konstant.
- Vermeiden Sie Störungen wie Lärm (von Autobahnen oder Zugverkehr), Licht oder andere Geräuschquellen.
- Das Schlafzimmer ist ausschließlich zum Schlafen da und nicht zum Arbeiten. Halten Sie jede Arbeit aus dem Schlafraum fern. Dies gilt auch für aktivierende Arzneimittel wie Aurum spag. oder Kalium phosphoricum spag. Glückselig (Nr. 5).
- Verzichten Sie am Abend auf große Mahlzeiten und gehen Sie nicht hungrig ins Bett.
- Trinken Sie vier bis acht Stunden vor dem Schlafen keinen Kaffee oder Schwarzen Tee mehr und auch gute drei Stunden vor dem Zubettgehen keinen Alkohol.
- Verzichten Sie auf Genussmittel wie Nikotin und Drogen und nehmen Sie nur in Absprache mit Ihrem Therapeuten Schlafmittel ein.
- Wenn Sie nachts wach werden, weil Sie z. B. zur Toilette müssen, vermeiden Sie es, auf die Uhr zu sehen.
- Vermeiden Sie eine Stunde vor dem Zubettgehen blaues Licht von Smartphones, Fernsehern oder Laptops. Licht löst im Gehirn ein Alarmsignal aus, was Sie wachhält und die körpereigene Melatoninproduktion hemmt. Die Einschlafzeit kann sich dann um bis zu 30 Minuten verlängern, zudem nimmt die Qualität des gesunden Tiefschlafes ab.
- Zirbenprodukte wie Zirbenwürfel oder Zirbenbetten können zusätzlich für eine gesunde Schlafqualität sorgen.

In Einklang mit dem Lebenszyklus kommen

Es gibt unterschiedliche Phasen im Leben, die besonders herausfordernd sind: der Wachstumsprozess, den wir alle, wenn auch unterschiedlich stark, erleben, die Zeit der Pubertät sowie das Heranwachsen und Übergehen ins Erwachsenenalter. Auch eine Schwangerschaft, die beruflichen und privaten Herausforderungen als junge Familie oder die Menopause und der Eintritt ins Seniorenalter werden unterschiedlich wahrgenommen. Und hier sind keinesfalls nur die Frauen gemeint, sondern auch die Männer mit ihrer Midlife-Crisis. Daneben gibt es noch die persönlichen Umbrüche, etwa Trennungen, Scheidungen, Kündigungen, Jobwechsel, Umzüge oder die Pflege der Eltern. All diese Lebensphasen stellen uns vor kleine und große Aufgaben, die es zu meistern gilt.

Im Kartenset finden Sie einzelne Karten (z. B. Argentum spag., Antimonium spag., Cimicifuga spag., Spongia spag., Valeriana spag. Sulfur, Jodum spag.), die auf einschneidende Veränderungen im Leben hinweisen. Diese Karten tragen die Begriffe Nervensystem, Hormonsystem, Unterleib oder Genitalbereich. Immer wenn Sie entsprechende Hinweise unter dem Körperbezug finden oder die Karte Reife ziehen, dann können Sie entweder das Phönix-Reifekonzept unterstützend einnehmen oder das ausgesuchte Mittel um weitere Maßnahmen ergänzen.

Das Phönix-Reifekonzept besteht aus vier Mitteln:

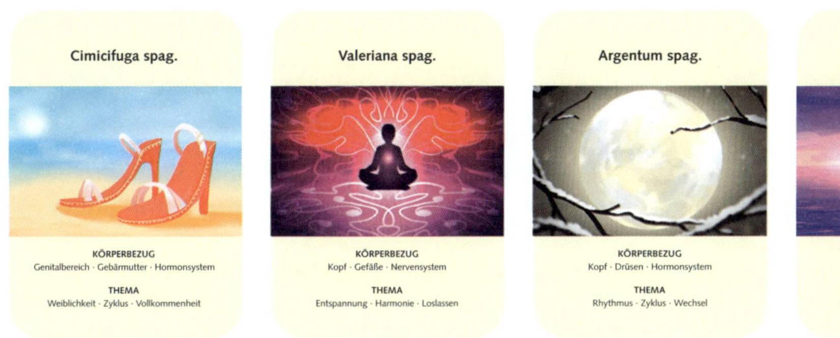

Das Konzept umfasst die Einnahme von drei spagyrischen und einem homöopathischen Komplexmittel und erstreckt sich über 45 Tage.

- 3 Tage Cimicifuga spag. (3 × 20 Tropfen) zur Regulierung des Hormonsystems
- 3 Tage Valeriana spag. (3 × 20 Tropfen) zur Beruhigung des Vegetativums
- 3 Tage Argentum spag. (3 × 20 Tropfen) zur Entspannung des Nervensystems

Zusätzlich werden durchgehend Juv-110-Tropfen (zur Umstimmung) mit 3 × 20 Tropfen eingenommen.

Folgende Maßnahmen haben sich zudem in lebensverändernden Zeiten bewährt:

- Annehmen: Meist können wir die Situationen nicht verändern, jedoch können wir lernen, sie liebevoll zu akzeptieren und anzunehmen.
- Besinnung auf das Erreichte: In schwierigen Zeiten kann es helfen, sich auf die eigenen Erfolge zu besinnen und sich stolz auf die Schulter zu klopfen, für das, was man bisher erreicht hat.
- Bewusstmachung der Ressourcen: Wer sich seiner Ressourcen bewusst wird, lernt, sich manch einer Veränderung im Leben besser anzupassen. Übungen zum Erkennen der eigenen Ressourcen finden Sie auf Seite 74.
- Pflanzen wie Frauenmantel, Schafgarbe, Lavendel, Melisse, Arnika und Hirtentäschelkraut können bei Frauenerkrankungen zum Einsatz kommen. In der Schwangerschaft ist aber höchste Vorsicht mit Pflanzen geboten und eine Einnahme sollte nur in Abstimmung mit dem Facharzt erfolgen.

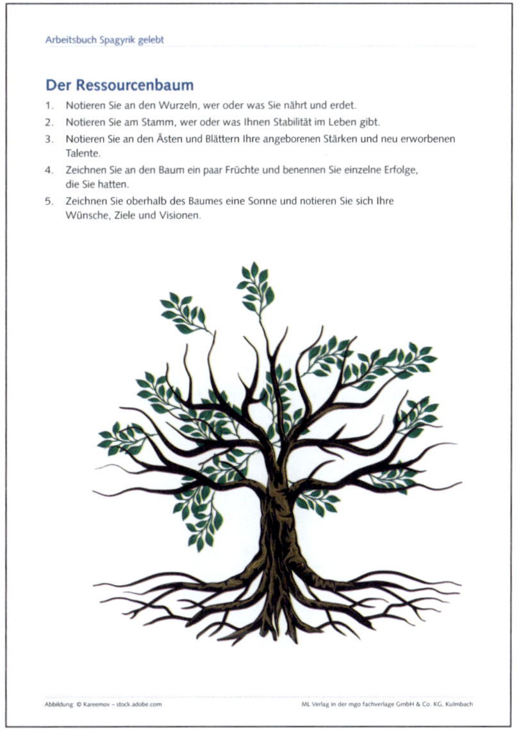

Arbeitsbuch Spagyrik gelebt

Der Ressourcenbaum

1. Notieren Sie an den Wurzeln, wer oder was Sie nährt und erdet.
2. Notieren Sie am Stamm, wer oder was Ihnen Stabilität im Leben gibt.
3. Notieren Sie an den Ästen und Blättern Ihre angeborenen Stärken und neu erworbenen Talente.
4. Zeichnen Sie an den Baum ein paar Früchte und benennen Sie einzelne Erfolge, die Sie hatten.
5. Zeichnen Sie oberhalb des Baumes eine Sonne und notieren Sie sich Ihre Wünsche, Ziele und Visionen.

Abbildung: © Kareemov – stock.adobe.com

ML Verlag in der mgo fachverlage GmbH & Co. KG, Kulmbach

Siehe Arbeitsblatt „Der Ressourcenbaum"

Schönheit kommt von innen

Spieglein, Spieglein an der Wand, wer ist die Schönste im ganzen Land? Diesen Spruch kennen wir sicher alle und dank Social Media erfahren wir täglich, wie wichtig es ist, gut auszusehen. Unsere Gesellschaft tut ihr Übriges, um uns weiszumachen, dass Schönheit nur durch teure chirurgische Eingriffe möglich ist. Dabei kommt wahre Schönheit von innen. Doch nicht nur positive Gedanken und eine optimistische Einstellung zum Leben fördern unsere Ausstrahlung, auch eine gute Haut und Schleimhaut, deren Pflege wir selbst in der Hand haben.

Im Kartenset finden Sie einzelne Karten (z. B. Sulfur, Sulfur jodatum, Calcium sulfuricum, Mercurius solubilis), die auf Unreinheiten und Störungen des Hautbildes therapeutisch hinweisen. Diese Karten tragen die Begriffe Haut oder Schleimhaut. Immer wenn Sie entsprechende Hinweise unter dem Körperbezug finden oder die Karte Haut ziehen, können Sie entweder unterstützend das Phönix-Basiskonzept Haut einnehmen oder das ausgesuchte Mittel um weitere Maßnahmen ergänzen.

Das Phönix-Basiskonzept Haut umfasst drei homöopathische Komplexmittel und sollte über einen Zeitraum von 90 Tagen eingenommen werden:

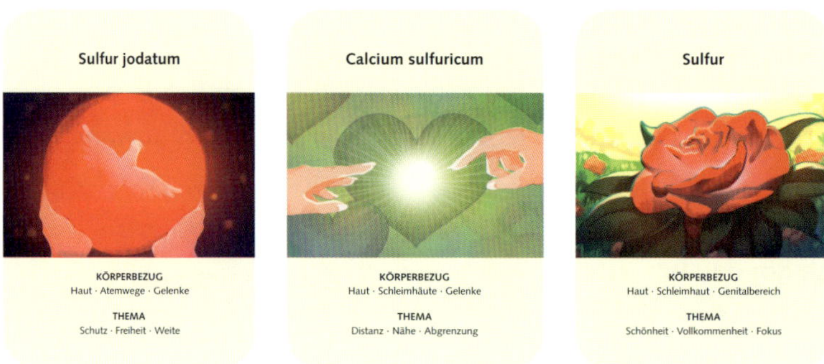

Die Einnahme hat sich wie folgt bewährt:

- 3 Tage Sulfur jodatum Phcp© (3 × 10 Globuli) zur Haut- und Schleimhautreinigung
- 3 Tage Calcium sulfuricum Phcp© (3 × 10 Globuli) zur Reinigung des Bindegewebes
- 3 Tage Sulfur Phcp© (3 × 10 Globuli) baut Entzündungen ab und regt die Regeneration an

Zudem haben sich folgende Maßnahmen zur Stärkung der Haut bewährt:

- Bei trockener Haut (z. B. bei Neurodermitis) sowie zur Hautpflege empfiehlt sich als pflegende Creme Dexeryl® (Fa. Pierre Fabre) oder phoenix Harmonieöl.
- Basische Fußbäder können überschüssige Säuren unterstützend abbauen, ohne die Haut zu reizen.
- Wenn keine offenen Stellen vorhanden sind, kann durch Bürstenmassage und Saunagänge eine verbesserte Hautdurchblutung erzielt werden.
- Bei wunden und aufgekratzten Hautstellen oder nässenden Ekzemen kann der phoenix Pflegebalsam für eine schnelle Linderung sorgen. Alternativ kann auch eine verdünnte Einreibung bzw. Besprühung der Haut mit Regenaplex Hautfluid W und G erfolgen. Juckreiz auf der Haut kann auch von einer mangelnden Entgiftung der Leber und Nieren zeugen, daher sollte parallel an die Einnahme des Ausleitungskonzeptes oder die Einnahme eines Leber- und Nierenmittels (z. B. Silybum spag. und Solidago spag.) während der Hautbehandlung gedacht werden.

- Zur Behandlung von Hauterkrankungen empfiehlt es sich, auch immer zusätzlich ein Lymphmittel einzunehmen (z. B. Hydragyrum spag.), um das Bindegewebe zu entlasten und die Giftstoffe abzutransportieren.
- Bei starkem Juckreiz kann an Regenaplex Nr. 26c als Blut- und Lymphreinigungsmittel gedacht werden.
- Eine vorübergehende zuckerfreie und fleischfreie Ernährung kann Wunder bewirken.

Aktiv bis ins hohe Alter

Aktiv bis ins hohe Alter zu bleiben und fit in die Kiste zu springen, wünscht sich vermutlich jeder von uns. Doch manchmal ist das leichter gesagt als getan. Neurologische Krankheitsbilder (wie Demenz, Parkinson, Multiple Sklerose) oder Infektionserkrankungen (wie Borreliose, Herpes, Epstein-Barr oder Covid) sind nicht allein dafür verantwortlich, dass sich die Zellen im Kopf abbauen und so manche Symptome hervorrufen. Auch Isolation und Einsamkeit sowie jahrelange Medikamenteneinnahme können dazu führen, dass sich geistige Fähigkeiten verringern.

Im Kartenset finden Sie einzelne Karten (z. B. Kalium bichromicum, Gelsemium, Aurum jodatum), die therapeutisch auf Wahrnehmungs- und Konzentrationsstörungen hinweisen. Diese Karten tragen die Begriffe Kopf, Augen, Ohr oder Nase. Immer wenn Sie entsprechende Hinweise unter dem Körperbezug finden oder die Karte Wahrnehmung ziehen, können Sie entweder das Phönix-Wahrnehmungskonzept unterstützend einnehmen oder das ausgesuchte Mittel um weitere Maßnahmen ergänzen.

Das Phönix-Wahrnehmungskonzept umfasst drei Mittel:

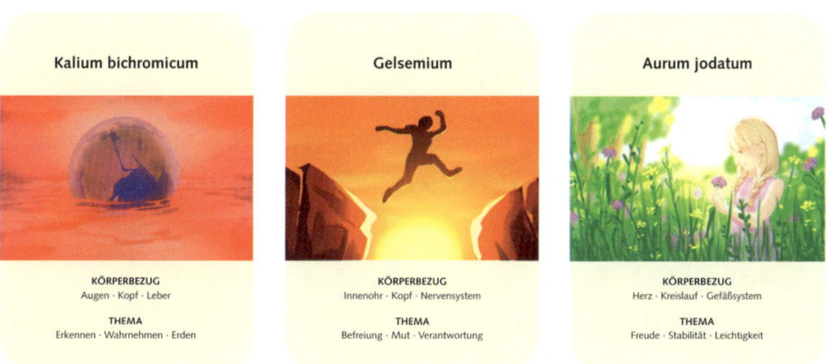

Folgende Einnahme hat sich in der Praxis bewährt:

Das Konzept umfasst die Einnahme von drei homöopathischen Komplexmitteln für insgesamt 90 Tage.

- 3 Tage Kalium bichromicum Phcp© (3 × 10 Globuli) zur Kräftigung der Augen
- 3 Tage Gelsemium Phcp© (3 × 10 Globuli) zur Stärkung der Ohren
- 3 Tage Aurum jodatum Phcp© (3 × 10 Globuli) für mehr Klarheit im Kopf

Zudem haben sich folgende Maßnahmen zur Stärkung der geistigen Fähigkeiten bewährt:

- Die aktive Teilnahme am Leben durch den Austausch mit anderen Personen kann einer frühzeitigen Alterung vorbeugen.
- Runter von der Couch und rein ins Leben: Die Anmeldung in Nachbarschafts- oder Sportgruppen kann der Isolation und Einsamkeit vorbeugen und stärkt zudem das Gefühl der Verbundenheit.
- Ganzheitliches Gedächtnistraining (z. B. mit Rätseln, Puzzeln und einfachen Rechen- und Schreibübungen) kann die grauen Zellen anregen.
- Gemeinsames Singen von Volksliedern oder im Kirchenchor bringt nicht nur die Zellen in Schwung, sondern sorgt auch für eine große Ausschüttung von Glücksgefühlen.
- Krankmachende Hauptfaktoren ausschließen bzw. eliminieren: Giftstoffe ausleiten, Strahlenbelastungen reduzieren, Schwermetalle ausleiten, eventuell Amalgam entfernen.
- Infektionen mit Viren und Parasiten vermeiden bzw. mitbehandeln.
- Anregen der Mitochondrien: Um die Mitochondrien zu stärken, empfehlen sich unter anderem die Kältetherapie, eine zuckerarme Ernährung, die Intervall-Hypoxie-Hyperoxie-Therapie oder Höhentraining sowie das Auffüllen wichtiger Vitamin- und Mineralsalzdepots (insbesondere Vitamin B6, B12, Folsäure).

Juv 110

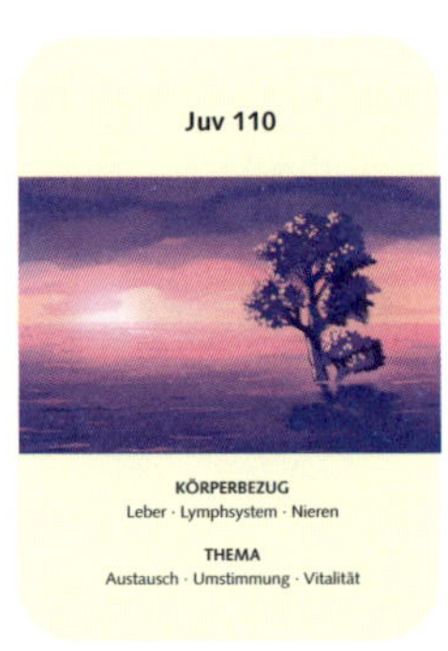

Die Juv-110-Serie stellt sowohl im Kartenset als auch als Arzneimittel eine Besonderheit dar. Die Karte Juv 110 lässt sich weder den Arzneimitteln noch den Konzepten oder den Ölen zuordnen und steht weitestgehend für sich allein. Juv 110 gibt es in der Apotheke als Tropfen, Globuli, Salbe und Ampullen für Injektionen. Das Mittel begeistert vor allem durch seine vielfältigen Anwendungsmöglichkeiten. Durch die verschiedenen Einnahmevarianten ist es bei Jung und Alt gleichermaßen beliebt. Juv 110 gilt als Umstimmungsmittel und kann tiefgreifende Prozesse sanft anschieben.

Folgende Einnahme hat sich bewährt:

- Ich gebe gern 3 × 20 Tropfen zusätzlich zu anderen Arzneimitteln, wie zum Beispiel dem Ausleitungskonzept oder im Rahmen des Bewegungskonzeptes.
- Die Salbe, die vor allem äußerlich bei Schmerzen an der Wirbelsäule und den Gelenken angewendet wird, kann mehrmals täglich eingerieben werden. So eignet sie sich auch als Massagesalbe bei der Schröpfkopftherapie.
- Die Globuli stellen eine hervorragende Einnahmemöglichkeit für Kinder und Menschen, die keine alkoholischen Tropfen einnehmen dürfen, dar.
- Die Injektionslösungen haben sich zur Narbenbehandlung, bei gutartigen Wucherungen, bei Myomen und Polypen bewährt.

Ausführliche Informationen zur Behandlung mit den Juv-110-Mitteln finden Sie im Ergänzungsbuch „Spagyrik für Körper, Geist und Seele“ ab Seite 158.

Die Organsprache als Leitfaden im psychosomatischen Kontext

Die Organsprache als Leitfaden zur richtigen Diagnose und Therapiefindung im psychosomatischen Kontext spielt für mich eine wichtige Rolle auf dem Weg zur eigenen Gesundheit. Aufgrund gesundheitlicher Probleme bin ich mir selbst und meinem Seelenplan nähergekommen. Nach meiner Auffassung sind wir mit uns im Gleichgewicht und strahlen eine innere Balance aus, wenn wir den für uns richtigen und passenden Weg gefunden haben. Mit richtig und falsch soll gar kein wertendes Urteil erfolgen. Es soll vielmehr eine sanfte Erinnerung daran sein, sich immer wieder zu überlegen, ob man den Weg zum Glücklichsein für sich gefunden hat oder noch oder wieder auf der Suche ist. Manchmal spüren wir instinktiv, dass uns etwas fehlt, uns etwas daran hindert, frei und glücklich zu sein. Doch manchmal spüren wir auch, dass der Weg, den wir eingeschlagen haben, schon lange nicht mehr stimmt, und dennoch halten wir daran fest. Dann wird es steinig und die Seele fühlt sich unfrei und gefangen.

Wenn wir nicht im Einklang mit unserem Seelenplan sind, kann sich das eben auch in Krankheiten und diversen Beschwerden äußern. Wir nehmen dann oft die sanften Impulse – die Kopfschmerzen, den Schwindel, den Tinnitus – nicht mehr wahr und machen einfach so weiter. Bis etwas Größeres passiert. Etwas, das uns aufhorchen lässt, uns so aus der Bahn wirft, dass wir gar nicht mehr wegsehen können. Dann drängt der körperliche Schmerz unaufhörlich in unser Bewusstsein und wir müssen uns den Hinweisen unseres freundschaftlichen Begleiters stellen.

Die gute Nachricht ist: So weit muss es gar nicht kommen. Wir können schon bei den ersten Symptomen, die für mich vor allem Botschaften des Körpers sind, die richtigen Fragen stellen und somit die Richtung verändern. Dafür ist es jedoch von entscheidender Bedeutung, die Botschaften der Organe auch richtig zu entschlüsseln, um sie zu verstehen.

In der folgenden Übersicht finden Sie daher Hinweise zu den verschlüsselten Botschaften einzelner Organe bzw. Organbereiche. So können Sie, wenn Sie sich mit den Körperbezügen auf den Karten befassen, hier nachschlagen, was Ihnen die einzelnen Organe sagen wollen, und das zur vertieften Diagnosefindung und Therapie einsetzen. Neben den verschlüsselten Botschaften finden Sie auch mögliche Fragen, die zur Reflexion anregen können.

Lassen Sie uns eine kleine Reise durch den Körper machen:

Der Kopf

Kopfschmerzen können ein Hinweis auf eine gestörte Wahrnehmung sein, jedoch auch auf Schwierigkeiten im Denken und der Informationsaufnahme bzw. -verarbeitung hinweisen. Die Person fühlt sich meist innerlich getrieben, auch vom eigenen hohen Anspruch, es allen recht machen zu wollen, und sie könnte perfektionistisch veranlagt sein. Zudem könnte eine Abneigung gegenüber Sexualität dahinterstecken, die auf tief versteckte Ängste (z. B. vor Übergriffen) hinweist.

Die Augen

Die Augen weisen auf die Fähigkeit des Sehens hin. Treten Beschwerden an den Augen auf, kann das auf Probleme im Umfeld deuten, die nicht betrachtet werden wollen. Das typische Motto wäre hier: Alles unter den Teppich kehren, dann sieht man es nicht. Wo will der Klient nicht hinsehen?

Die Nase

Wiederkehrende Nasennebenhöhlenentzündungen und Infekte der oberen Atemwege könnten ein Zeichen dafür sein, dass die betroffene Person von etwas „die Schnauze gestrichen voll" hat oder jemanden oder etwas nicht mehr riechen kann. Die Nase steht aber auch für die Selbsterkenntnis. Was gilt es schon lange zu erkennen? Chronischer Schnupfen kann jedoch auch auf Unterleibsbeschwerden hinweisen. In diesem Fall empfehle ich, bei wiederkehrenden Entzündungen der Nasenschleimhaut auch den Unterleib und Genitalbereich zu reinigen und in die Behandlung einzuschließen.

Die Ohren

Die Ohren stehen für die Fähigkeit, Geräusche um uns herum wahrzunehmen. Immer öfter auftretende Ohrentzündungen könnten darauf hinweisen, dass der Klient bestimmte Dinge nicht hören will. Statt dem Körper zu lauschen und z. B. bei Tinnitus zu erkennen, dass das Stresslevel zu hoch ist, werden die Probleme einfach mit einem Glas Alkohol am Abend erstickt.

Der Mund

Der Mund ist nicht nur unser Sprachorgan, sondern nimmt auch die Nahrung auf. Störungen im Mundraum könnten dann auftreten, wenn es der betroffenen Person schwerfällt, neue Vorstellungen aufzunehmen.

Die Zähne

Treten Zahnschmerzen oder Zahnentzündungen auf, ist das meist ein Hinweis auf nicht getroffene Entscheidungen. Der Klient steht möglicherweise vor einer Wahl, einer Entscheidung, die er nicht treffen will.

Der Hals

Zum Hals gehören Schilddrüse, Kehlkopf, Mandeln und die Stimme selbst. Treten Beschwerden im Halsbereich auf, kann das auf Kommunikationsprobleme hinweisen. Die betroffene Person traut sich nicht, Dinge an- oder auszusprechen, die ihr wahrhaftig gegen den Strich gehen, und schluckt stattdessen den Ärger herunter. Die Schilddrüse kann auf Schuldgefühle hinweisen, die der Klient in sich trägt, auch wenn das Thema bereits viele Jahrzehnte zurückliegt. Auch eine unterdrückte Kreativität und Schöpferkraft, die Unfähigkeit, sich ganz auszudrücken, für sich und sein Leben einzustehen und die Wahrheit auszusprechen, können zu Entzündungen im Halsbereich führen.

Die Atemwege

Die Bronchien und der Lungenbereich stehen für die Themen Trauer, Verzweiflung und Verletzung. Störungen in diesem Bereich können auf einen Verlust, eine schmerzhafte Trennung, eine emotionale Verletzung oder auf eine verzweifelte Person hinweisen. Fragen wie: „Was hat Sie traurig gemacht?" oder „Was hat Sie verletzt?" bringen hier oft neue Erkenntnisse. Anders bei Asthma und COPD. Hier ist es nicht nur die Trauer, die bedrückt, sondern auch ein eingeschränktes Verhalten, das die Betroffenen an den Tag legen. Strukturen, Beziehungen, selbst der BH, der zu eng sein kann, zeigen an, dass nicht nur die Bronchien sich verengen, sondern dass der Wunsch nach Freiheit und Weite groß ist. Die Atemwege stehen zudem für die Aufnahme des Lebens. Ist der Klient bereit, wirklich das Leben aufzunehmen, oder funktioniert er nur?

Das Herz

Das Herz steht für die Freude im Leben. Mangelnde Freude zeigt sich in einem traurigen Herzen, verbunden mit Depressionen und Hoffnungslosigkeit. Die Gefäße hingegen stehen für den Druck im Außen. Bluthochdruck zeigt, dass die betreffende Person nicht nur innerlich unter Strom steht, sondern sich selbst zu sehr unter Druck setzt. Die Angst, zu versagen, ist hier groß, ebenso der Wunsch nach Anerkennung.

Der Magen

Der Magen steht für Selbstliebe, Selbstvertrauen und Selbstbewusstsein. Menschen, die unter Magenschmerzen leiden, haben oft wenig Selbstvertrauen. Ihnen fehlt möglicherweise die Fähigkeit, Erfahrungen zu verdauen. Außerdem haben sie oft ein hohes Kontrollbedürfnis.

Die Milz

Die Milz gehört zu den lymphatischen Organen und kann thematisch dem Lymphsystem zugeordnet werden. Menschen mit Milzproblemen machen sich viel zu viele Sorgen und grübeln viel. Sie machen sich über alles Gedanken und gehen gedanklich alle Folgen einer Entscheidung durch. Dabei drehen sie sich oft im Kreis, weil sie sich in negativen Gedanken verlieren. Wer jedoch Probleme mit den Lymphen, wie Ödeme, aufweist, dem fehlt die Freude im Leben.

Der Dünndarm

Der Dünndarm steht für die Verdauung von Erfahrungen, aber auch für ein ausgewogenes Verhältnis zwischen Geben und Nehmen. Zudem können Beschwerden wie Durchfälle auf Ängste (z. B. Prüfungsängste) hinweisen.

Der Dickdarm

Der Dickdarm steht für das Loslassen. Betreffende Personen sammeln nicht nur den Dreck im Körper an (fester Kot, der sich in Blähungen, Verstopfungen zeigt), sondern auch Haushaltsgegenstände, Zeitungen, Kleidung oder Fotos. Sie halten schlichtweg alles fest, was geht. Das Loslassen macht Angst, weil die Konsequenzen nicht greifbar und abzuschätzen sind. Zudem benötigt die betroffene Person Sicherheit, die durch die Ansammlung im Außen gesucht wird statt in sich selbst.

Die Leber

In der Leber sitzen Wut und Zorn. Unterdrückter Groll und Hass zeigen sich nicht nur in Aggressionen, sondern auch in Leberentzündungen, Oberbauchbeschwerden oder Verdauungsproblemen. Zudem kann die Leber auf unterdrückte kreative Schöpferkräfte hindeuten, die endlich Ausdruck finden wollen.

Die Galle

Die Galle steht für den Groll, den eine Person gegen sich oder eine andere Person oder eine Situation hegt. Gallensteine können auf Wutbrocken hinweisen.

Der Unterleib

Der Unterleib und die Genitalien stehen für die Vollkommenheit, die Fruchtbarkeit sowie für die Männlichkeit bzw. Weiblichkeit. Ist die betroffene Person mit sich zufrieden und mit ihrem Körper im Reinen? Steckt sie womöglich im falschen Körper? Gibt es Bereiche, die die Person ablehnt? Zudem können Beschwerden im Unterleib auf ein Ungleichgewicht der männlichen und weiblichen Energien hinweisen. Steht die Frau ihren Mann und ist sie hart und dominant? Oder ist der Mann eher der weiche Frauentyp? Dies wiederum kann auf dominante oder zu schwache Elternteile hinweisen.

Die Wirbelsäule

Die Wirbelsäule steht für unsere aufrechte Haltung. Wie aufrichtig ist die betroffene Person mit sich und anderen? Wie flexibel kann sie auf Veränderungen reagieren? Ist sie stur und starrköpfig oder nachgiebig?

Die Nieren

Die Nieren weisen auf Partnerschaftsprobleme und auf Spannungen in sozialen Beziehungen (Kollegenkreis, Freunde, Familie) hin. Zudem können sich Ängste durch Nierenentzündungen zeigen. Auch Kritik oder Enttäuschung sowie Versagensängste zeigen sich in Nierenproblemen. Nierensteine können Anzeichen für Wut- oder Angstbrocken sein.

Die Blase

Die Blase weint, wenn sie verärgert ist. Ärger, Scham oder Ängste, meist vor dem männlichen Geschlecht (bei Problemen z. B. mit dem Vater), zeigen sich in Blasenentzündungen oder Einnässen.

Die Gelenke

Die Gelenke zeigen an, wie beweglich eine Person ist. Während steife Handgelenke auf ein Festhalten hinweisen, stehen Kniebeschwerden für Entscheidungen, die nicht getroffen werden wollen. Wenn die Knie schmerzen, ist das ein Zeichen von Unbeweglichkeit im Kopf, Unbeugsamkeit seinen Gedanken gegenüber. Es ist aber auch ein Hinweis, dass eine Herausforderung die betreffende Person in die Knie zwingt oder dass sie wie beim Verliebtsein weiche Knie spürt.

Die Haut

Die Haut wehrt als Schutzorgan Fremdkörper jeder Art ab. Hautprobleme weisen auf ungenügenden Schutz und die Unfähigkeit zur inneren Abgrenzung hin. Energieräuber bedienen sich am Energiehaushalt der betreffenden Person und während diese sich immer erschöpfter fühlt, geht es dem Gegenüber kontinuierlich besser. Von wem oder von was gilt es sich abzugrenzen? Was juckt Sie unter der Haut? Was lehnen Sie zutiefst in sich ab?

Diese Hinweise helfen Ihnen hoffentlich bei der vertiefteren Ursachenforschung, wenn Sie mit den Karten und den Körperbezügen arbeiten. Während der Anamnese können Sie vielleicht mithilfe der kurzen Infotexte das Bewusstsein des Klienten für tiefer liegende Ursachen öffnen. Es lohnt sich, immer auch den seelisch-geistigen Aspekt in die Anamnese und die Therapie miteinzubeziehen. Gleichzeitig haben Sie die Möglichkeit, aus den Erkenntnissen, die Sie durch das Lesen der Texte erhalten, neue Handlungsschritte zu formulieren.[6, 7]

Bewährte Tools für die Praxis

In diesem Kapitel stelle ich Ihnen einige Übungen und Methoden vor, die Sie allein oder in Ihrer Praxis im Zusammenhang mit der Arbeit mit den Karten anwenden können. Zunächst finden Sie zwei Sitzungsprotokolle, die vor allem den Anwendern und Anwenderinnen mit bisher wenig Erfahrung in der Arbeit mit dem Kartenset helfen können. So bekommen Sie eine Art Anleitung, wie Sie das Gespräch führen können. Im Anschluss finden Sie Schreibübungen, die sich zur Reflexion und Förderung der Selbstwirksamkeit bewährt haben. Daran schließen sich Übungen an, um selbst wieder mehr ins Fühlen zu kommen oder Klienten professionell zu begleiten, sich wieder spüren zu lernen. Und im letzten Teil zeige ich Ihnen einige Möglichkeiten auf, wie Sie mit herausfordernden Situationen (Überreaktionen von Emotionen, Panikattacken, Ängsten) umgehen lernen. Zudem haben Sie die Möglichkeit, Ihren eigenen Ressourcen auf den Grund zu gehen bzw. mithilfe von Übungsanleitungen Klienten bei der Aktivierung ihrer Stärken kompetent zu begleiten.

Protokolle im Einsatz

Im Anhang finden Sie Arbeitsprotokolle (siehe nebenstehendes Bild), die Sie einerseits für sich ausfüllen können, wenn Sie mit den Karten allein arbeiten, oder andererseits dem Klienten als Kopie nach einer Sitzung mitgeben können. Gleichzeitig dienen Ihnen die Arbeitsblätter als Therapeut, um das Gespräch zu dokumentieren. Einige Klienten sind dankbar dafür, das Besprochene im Anschluss an die Therapiestunde noch einmal lesen und sich an die Sitzung erinnern zu können. Gerade, wenn die Stunden von viel Emotionalität geprägt sind, ist der Klient in der Regel nicht in der Lage, sich alles zu merken. In diesem Fall kann es wertvoll sein, die Einzelheiten im Anschluss nachvollziehen zu können.

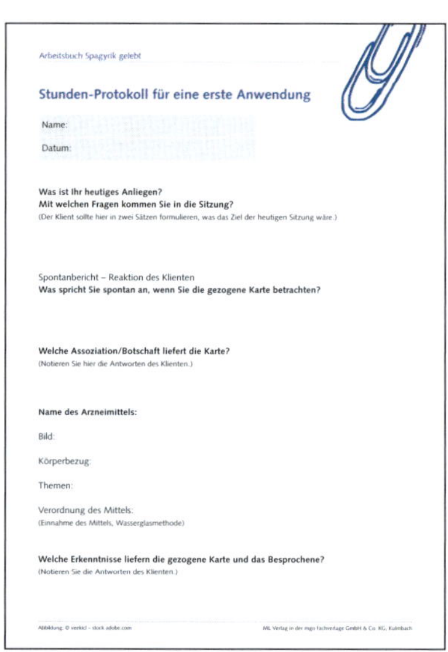

Arbeitsbuch Spagyrik gelebt

Stunden-Protokoll für eine erste Anwendung

Name:

Datum:

Was ist Ihr heutiges Anliegen?
Mit welchen Fragen kommen Sie in die Sitzung?
(Der Klient sollte hier in zwei Sätzen formulieren, was das Ziel der heutigen Sitzung wäre.)

Spontanbericht – Reaktion des Klienten
Was spricht Sie spontan an, wenn Sie die gezogene Karte betrachten?

Welche Assoziation/Botschaft liefert die Karte?
(Notieren Sie hier die Antworten des Klienten.)

Name des Arzneimittels:

Bild:

Körperbezug:

Themen:

Verordnung des Mittels:
(Einnahme des Mittels, Wasserglasmethode)

Welche Erkenntnisse liefern die gezogene Karte und das Besprochene?
(Notieren Sie die Antworten des Klienten.)

Abbildung: © verkiel – stock.adobe.com   ML Verlag in der mgo fachverlage GmbH & Co. KG, Kulmbach

Siehe Arbeitsblätter „Protokolle“

Ich lege es meinen Klienten sehr ans Herz, sich nach der Stunde nochmals mit ihrem Anliegen auseinanderzusetzen. In der Therapiestunde können wir lediglich den Grundstein legen, die eigentlichen Veränderungen gilt es im Anschluss daheim umzusetzen. Ein Therapeut kann nur erfolgreich sein, wenn der Klient mitmacht. Dafür sind auch Übungen für zu Hause wichtig. Auch wenn „Übungen für zu Hause“ oft mit der Schulzeit in Verbindung gebracht werden und an unsägliche Hausaufgaben erinnern, so spüren die meisten Klienten doch, dass es hilfreich ist, die Sitzung und das Besprochene zu reflektieren. Während der Reflexion sortieren sich Gedanken oft von selbst. Dies kann helfen, motiviert zu bleiben und eigene Lösungsschritte zu erarbeiten. Letztlich wollen wir die Eigenverantwortung des Klienten stärken und keine Abhängigkeiten schaffen. Der Vorteil ist, dass Ihre Klienten in ihrem eigenen Tempo vorgehen und wählen können, zu welchem Zeitpunkt sie sich mit den Inhalten auseinandersetzen. Durch das Beschäftigen mit dem eigenen Anliegen außerhalb der Therapiestunde kann die Gesundheit nachhaltig verbessert und langfristig gestärkt werden.

Therapeutisches Schreiben

Schreiben über Assoziationen und Gefühle

Neben den bisher bekannten Einsatzmöglichkeiten des Kartensets können Sie Ihre Reflexionsfähigkeiten durch den Einsatz von Schreibübungen vertiefen bzw. erweitern. Für den Anwender ist das eine großartige Möglichkeit, sich selbst mit seinen Themen intensiver zu beschäftigen, um mehr Klarheit zu erhalten. Das Schreiben über ein Thema kann den Schreibenden wieder ins Fühlen bringen, gleichzeitig Erkenntnisse liefern über alte Gewohnheiten, die nicht mehr guttun. Zudem helfen die kurzen Schreibsequenzen, zu verstehen, welche Geschichten der Schreibende sich immer wieder selbst erzählt.
Die Schreibübungen können sowohl allein ohne Therapeuten oder während einer Sitzung zum Einsatz kommen. Im Folgenden beschreibe ich die Vorgehensweise im Rahmen einer Therapiesitzung. Selbstanwender können genauso vorgehen und können sich gegebenenfalls mit Freunden oder der Familie austauschen.

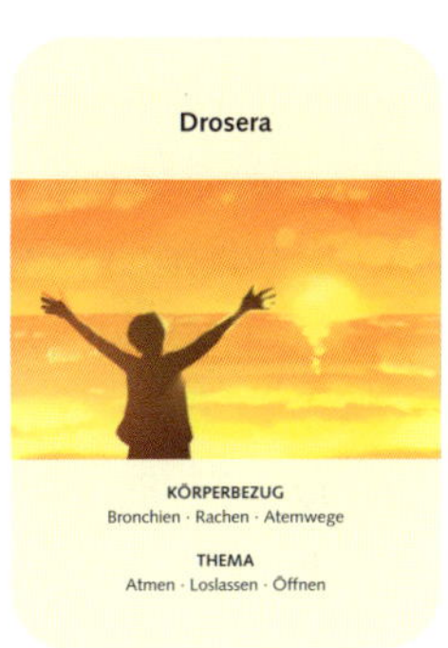

Lassen Sie den Klienten alle Karten mischen und ihn mit einer konkreten Fragestellung eine Karte ziehen. Hier im Beispiel zieht unser Klient „Drosera". Sie können alle drei Schreibübungen durchführen (zum Bild, zu den Körperbezügen und zu den Themen) oder auch nur eine Schreibsequenz auswählen.

Schreiben zum Bild

Bitten Sie ihn, sich selbst alles zu notieren, was ihm zum Bild einfällt. Im Anschluss sucht er sich einen Aspekt aus den Notizen aus und schreibt darüber ausführlich.

Beispiel
Der Klient würde hier schreiben: der Sonne entgegenlächeln, mich der Sonne hin öffnen, die Arme öffnen und das Licht empfangen, ...

Nun wählt er einen der Stichpunkte aus und schreibt alles auf, was ihm dazu einfällt. Die Ergebnisse können Sie im Anschluss besprechen.

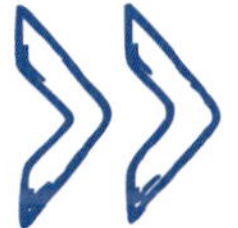

Bei dieser Übung ist es möglich, den Stift zwischendrin abzusetzen und die Gedanken zu sortieren, bevor sie notiert werden.

Geben Sie unbedingt eine Zeit vor. Als angemessen im Rahmen der Praxisarbeit werden 5–10 Minuten angesehen. Setzen Sie die Übung in Seminaren ein, wählen Sie ein längeres Zeitfenster (z. B. 10–15 Minuten). Es sind gute Zeitfenster, um sich mit sich zu beschäftigen und erste Erkenntnisse zu gewinnen, ohne zu tief in ein Thema einzutauchen. Und dennoch reichen manchmal auch nur wenigen Minuten, um tief ins Fühlen zu kommen, wenn eine Erkenntnis an die Oberfläche kommt. Wenn Ihr Klient emotional nicht stabil ist, führen Sie die Übung lieber in Ihrer Praxis durch. Ist der Klient hingegen seelisch gefestigt, spricht nichts dagegen, ihn die Übung auch zu Hause in Ruhe ausprobieren zu lassen. Gehen Sie im Anschluss oder in der

Folgesitzung auf die Notizen Ihres Klienten ein und besprechen Sie mögliche Erkenntnisse. Meist lassen sich daraus neue Handlungsideen ableiten.

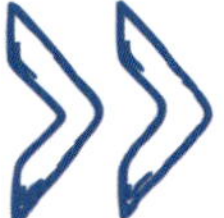

Ich kenne die Bedenken von Therapeuten, die meinen, sie können doch nicht den Klienten 5–10 Minuten schreiben lassen und ihm das noch in Rechnung stellen. Bitte machen Sie sich darüber keine Gedanken, denn eine solche Übung ist Teil der Therapie.

Schreiben über die Körperbezüge

Eine weitere Idee wäre, über einzelne Körperbezüge zu schreiben. Ich rate hier explizit davon ab, alle drei Körperbezüge gleichzeitig beschreiben zu lassen. Lassen Sie Ihren Klienten einen Körperbezug auswählen bzw. wählen Sie im Rahmen der Selbsterfahrung nur einen aus. Im Fall von Drosera könnten das die Bronchien, der Rachen oder die Atemwege sein. Im Rahmen von Seminaren können Sie zwei Schreibübungen integrieren, pro Sitzung würde ich hingegen nur eine Übung anwenden (hier im Beispiel sind es die Atemwege), es sei denn, der Klient fordert auch noch eine zweite Runde.

Folgende Frage würde sich für die zweite Schreibübung anbieten:

- Was wollte ich meinen Atemwegen schon immer mal sagen?

Lassen Sie den Klienten 10–15 Minuten über diese Frage schreiben. Wundern Sie sich nicht, sollte die Übung länger dauern. Unterbrechen Sie in diesem Fall den Schreibfluss nicht. Nehmen Sie sich die Zeit (hier wird noch einmal klar, warum Sie die Karte nicht am Ende ziehen und ausreichend Behandlungszeit einplanen sollten). Ich würde immer mit dieser Übung beginnen, in der der Klient aus seiner eigenen Sicht einen Brief an das jeweilige Organ/Organsystem schreibt. Das hat den Vorteil, dass er einmal alles aussprechen darf, was ihm schon so lange auf der Seele liegt. Diese Aufzeichnungen sind jedoch nur dem Schreibenden allein vorbehalten. Geben Sie den Hinweis vor der Übung mit. Ich rate davon ab, die Antworten mit dem Klienten besprechen zu wollen. Während des Schreibprozesses können sich intime Wahrheiten offenbaren, die, wenn sie vorgelesen würden, nicht ehrlich wären. In diese Übung dürfen ungehindert alle Emotionen einfließen. Der Klient darf anklagen, beurteilen, bewerten, alles aufschreiben, ohne Angst haben zu müssen, dass er hinterher dafür verurteilt wird. Bitte halten Sie Ihre eigene Neugier zurück. Es geht nur darum, einen Prozess anzustoßen bzw. ins Fließen zu bringen. Das allein kann die Therapie für den Moment sein.

Nachdem der Klient das Schreiben abgeschlossen hat, würde ich ihm empfehlen, kurz aus der Situation rauszugehen, ein paar Mal durchzuatmen, einen kleinen Spaziergang zu machen oder etwas Wasser zu trinken. Danach können Sie ihn fragen:

- Wie geht es Ihnen jetzt?
- Wie empfanden Sie die Übung? (Als leicht oder als schwer?)
- Nehmen Sie aus dieser Übung Erkenntnisse für sich mit?
- Brauchen Sie abschließend noch etwas?

Denken Sie daran: Sie wollen nur erfahren, ob es dem Klienten gut geht, bevor er die Sitzung verlässt. Sie wollen keine Inhalte besprechen. Hegt der Klient dennoch den Wunsch, können Sie überlegen, ob das in dieser Stunde noch wichtig ist oder vielleicht auf die nächste vertagt werden kann.

Die folgende Frage können Sie bei Bedarf im Anschluss oder in einer Folgesitzung stellen oder als Übung für zu Hause mitgeben:

- Was wollten mir die Atemwege schon immer einmal mitteilen?

Lassen Sie diese Frage ebenfalls in einem Zeitfenster von 10–15 Minuten beantworten und begrenzen Sie die Zeit klar. Es geht darum, dass der Anwender einen Zugang bekommt und sich vorstellen kann, dass seine Atemwege ihm wirklich etwas mitteilen möchten. Die geschriebenen Antworten können Sie gemeinsam besprechen und erste Lösungsansätze allein für sich oder gemeinsam mit dem Therapeuten finden. Der Unterschied zur vorangegangenen Frage ist der, dass hier nicht verurteilt wird. Das jeweilige Organ wird immer liebevoll handeln und eher Denkanstöße geben, die der Reflexion dienen. Aus den Erkenntnissen lassen sich dann allein oder gemeinsam neue Handlungsschritte und Ziele formulieren.[8]

Wie wirkungsvoll diese Übung sein kann, zeigt das Fallbeispiel meiner lieben Kollegin, der Heilpraktikerin Yvonne Kuchenbuch, auf:

Weibliche Patientin, 34 Jahre alt, mit leichter Endometriose, hatte mehrere künstliche Befruchtungen hinter sich und obwohl medizinisch weder aus Sicht des Mannes noch von ihrer Seite etwas dagegensprach, einen Embryo zu halten, stellte sich lange Zeit keine Schwangerschaft ein.

Mithilfe von Laborparametern und weiteren Untersuchungen schloss ich u.a. einen Eisen-, Folsäure-, Vitamin-D3-, Selen- und Zinkmangel, Leberstoffwechselstörung, Schilddrüsenfunktionsstörungen, Dysbiose der Vaginalflora und Entzündungen im Körper aus.

Umfangreiche naturheilkundliche Therapiemaßnahmen, wie z.B. allgemeine Entgiftung, Ohrakupunktur, Behandlung eines Leber-Blut-Mangels mithilfe von chinesischen Kräutern, Alchemilla-Ceres-Tropfen zur allgemeinen Unterstützung des Zyklus, brachten jedoch keinen erwünschten Erfolg.

Nachdem ich das Kartenset schon öfter erfolgreich in die Arbeit integriert hatte, ließ ich die Patientin eine spagyrische Karte ziehen. Sie zog das Mittel Calcium fluoratum spag. Glückselig (Nr. 1). Ich sammelte ihre Assoziationen und Gedanken und wir entwickelten gemeinsame Schritte. Ihre Gedanken zur Karte: Yoga, Urlaub, Entspannung, ausgeglichen sein, schlechtes Bindegewebe, Muskeln baut sie regelmäßig auf, mehr Selbstvertrauen könnte sie haben.

Ich verordnete das Mittel und sie nahm 3 × 20 Tropfen pro Tag ein, bis die Flasche leer war.

Nach der letzten gescheiterten Spermieninjektion sahen wir uns in der Praxis wieder und ihr Wunsch war es, mit allem zu pausieren. Es stand auch noch ein größerer Urlaub der Patientin bevor. Nach dem Urlaub empfahl ich ihr die Schreibübung. Sie sollte sich fünf Minuten Zeit nehmen und sich nur auf diese eine Frage konzentrieren:

„Liebe Gebärmutter, was möchtest Du mir sagen? Warum hältst Du keinen Embryo bei Dir?"

Sie sollte den Stift nicht mehr absetzen und alles aufschreiben, was ihr in den Kopf kam. Doch beim nächsten Termin erzählte sie mir, dass sie die Schreibübung anders ausgeführt habe. Sie habe ihrer Gebärmutter geschrieben und ihre ganze Wut in diesem Brief rausgelassen.

Ich war als Therapeutin beeindruckt von dem Wandel, denn die Übung schien ihr sichtlich gutgetan zu haben. Vier Wochen später kam sie wieder in die Praxis und berichtete, dass sie schwanger sei. Manchmal sind es eben seelische Blockaden, die gelöst werden dürfen, um heil zu werden.

Neben der klassischen oben beschriebenen Schreibübung finde ich es wichtig und auch hilfreich, wenn wir den Raum für Ausdruck und Kreativität öffnen und vielleicht sogar unserem inneren Kind die Möglichkeit geben, sich spielerisch und mit Leichtigkeit mit den eigenen Themen zu beschäftigen. Öffnen Sie die Heilräume und die Ausdrucksmöglichkeiten. So können sich die Antworten auch in Form von Bildern oder Songtexten zeigen.

Ein musikalisches und berührendes Beispiel für diese Übung liefert die Sängerin und Musikerin JaKaNa in ihrem Song „Liebes Herz":

JaKaNa – Liebes Herz

Dieses Lied geht an mein Herz.
Ich hab lange überlegt, ob ich ihm schreibe,
denn ich wusste nie genau, wie es sich fühlt, wenn ich mich verkleide.

Liebes Herz, es tut mir leid,
wollte nie so weit entfernt sein.
Ich hab dich schon viel zu oft
stehen gelassen in der Wüste.

Ich bin nicht immer die, die ich sein will,
streng mich meist viel zu sehr an.
Doch mit klaren, wachen Augen,
komm ich endlich bei mir an.

Ich bin ich,
endlich ich,
keine Zweifel mehr vorhanden,
vertrau mir selbst wie keinem and'ren.
Ich bin ich,
endlich ich,
nie wieder leise,
nie wieder still.

Dieses Lied geht an mein Herz.
Ich hab lange überlegt, ob ich dich meide,
doch die Zeit ist nun gekommen, pass auf dich auf Zeile für Zeile.

Ich bin nicht immer die, die ich sein will,
streng mich meist viel zu sehr an.
Doch mit klaren, wachen Augen,
komm ich endlich bei mir an.

Ich bin ich,
endlich ich,
keine Zweifel mehr vorhanden,
vertrau mir selbst wie keinem and'ren.
Ich bin ich,
endlich ich,
nie wieder leise,
nie wieder still.

„Hallo du, hier spricht dein Herz.
Ich hab nie an dir gezweifelt,
immer fest an dich geglaubt,
ohne zögern mich dir anvertraut."

Ich bin ich,
endlich ich,
keine Zweifel mehr vorhanden,
vertrau mir selbst wie keinem and'ren.
Ich bin ich,
endlich ich,
nie wieder leise,
nie wieder still.

Hier reinhören!

Atmen
Loslassen
Öffnen

Doch zurück zu den Schreibübungen. Neben der Kommunikation mit den Organen oder Organsystemen besteht die Möglichkeit, sich einem bestimmten Thema der Karte intensiver zu widmen.

Schreiben über die Themen

Im Fall von Drosera würden Sie als Selbstanwender bzw. würde der Klient ein Thema auswählen: Atmen, Loslassen oder Öffnen. Nachdem der Klient ein Thema ausgewählt hat, sammelt er Fragen, die er sich stellen könnte.

Angenommen, das Thema hieße Loslassen, so wären Fragen möglich wie:

- Wozu dient es mir, nicht loszulassen?
- Was gilt es jetzt loszulassen?
- Was brauche ich, um loszulassen?

Diese Fragen können manchmal schnell und kurz beantwortet werden oder auch als ausgiebige Übung für zu Hause dienen. Das Thema ist so breit gefächert, dass jeder Klient instinktiv weiß, was es loszulassen gilt. Im Rahmen der therapeutischen Sitzung empfehle ich dem Klienten, sich pro Frage maximal 5 Minuten Zeit zu nehmen und diese zu beantworten. So können Sie direkt danach das Gespräch fortführen. Die begrenzte Zeit pro Frage ermöglicht es, sich dem Thema zu öffnen, und die Erfahrung zeigt, dass innerhalb der kurzen Schreibzeit viele Reflexionen bzw. Lösungen selbst gefunden werden. Ermutigen Sie Ihren Klienten, klare Ziele aus den Erkenntnissen zu entwickeln, oder leiten Sie aus den Antworten gemeinsame klare und konkrete Handlungsschritte ab.

Was gilt es loszulassen?

ungesunde Beziehungen, alte Kleider, den Beförderungswunsch, den Streit mit den Eltern

(Beispiel – Notizen eines Klienten)

Lassen Sie ihn aus den Beispielen konkrete Handlungen formulieren. Das kann wie folgt aussehen:

- Nein sagen zu Anfragen von Menschen, die nur Energie rauben. Mehr Zeit mit sich verbringen.
- Den Kleiderschrank entrümpeln und ggf. neue Sachen einkaufen.
- Den Streit mit den Eltern reflektieren, sich und den Eltern vergeben.

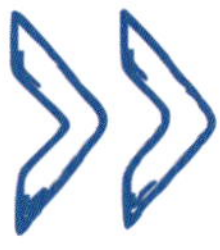

Angenommen, Sie haben dem Klienten vorgeschlagen, die Übung in der Sitzung zu machen, und er kann sich in diesem Rahmen nicht darauf einlassen, schlagen Sie ihm vor, die Übung daheim auszuführen. Sehen Sie es aber bitte immer als Angebot. Wir können Klienten nur einladen, Vorschläge anzunehmen, wir dürfen sie nicht dazu zwingen. Sollte also jemand keine Lust auf diese Art der Übung haben, belassen Sie es einfach dabei. Alles kann, nichts muss.

Haben Sie Lust bekommen? Probieren Sie eine der Schreibübungen doch gleich einmal selbst aus. Mischen Sie die Karten und ziehen Sie eine. Nutzen Sie gern den Platz hier, um erste Erfahrungen damit zu machen.

Ein Brief an mich selbst

Zugegeben, einen Brief an sich selbst zu schreiben, klingt etwas kurios. Im Rahmen der Einzelarbeit hat sich diese Übung jedoch schon lange bewährt. Es gibt unterschiedliche Arten von Briefen, die man sich selbst schreiben kann: Vergebungsbriefe, Motivationsbriefe, Visionsbriefe. Das Verfassen eines Briefes an sich selbst ist eine beliebte Methode zur Selbstreflexion. Papier hat den wunderbaren Vorteil, dass es nicht bewertet oder verurteilt. So können Sie frei mit Buchstaben jonglieren und in Ihren eigenen Worten Ihre eigene Einstellung zu einem Thema, Ihren Wünschen, Zielen, Erwartungen differenziert wahrnehmen und Handlungsschritte formulieren. Einen Brief (oder eine E-Mail) an sich selbst zu schreiben, unterstützt uns auch dabei, zu erkennen, welche Geschichten wir uns immer wieder über uns selbst erzählen.

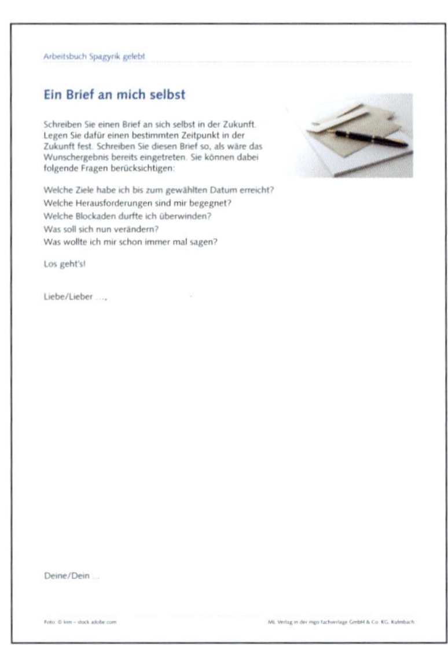
Arbeitsbuch Spagyrik gelebt

Ein Brief an mich selbst

Schreiben Sie einen Brief an sich selbst in der Zukunft. Legen Sie dafür einen bestimmten Zeitpunkt in der Zukunft fest. Schreiben Sie diesen Brief so, als wäre das Wunschergebnis bereits eingetreten. Sie können dabei folgende Fragen berücksichtigen:

Welche Ziele habe ich bis zum gewählten Datum erreicht?
Welche Herausforderungen sind mir begegnet?
Welche Blockaden durfte ich überwinden?
Was soll sich nun verändern?
Was wollte ich mir schon immer mal sagen?

Los geht's!

Liebe/Lieber …,

Deine/Dein …

Foto: © kim – stock.adobe.com
ML Verlag in der mgo fachverlage GmbH & Co. KG, Kulmbach

Siehe Arbeitsblatt „Ein Brief an mich selbst"

Verbinden Sie das Schreiben des Briefes bitte mit einer Aufgabe. Wählen Sie einen Zeitraum für sich aus, der stimmig ist. Das kann eine Woche, ein Monat, ein Jahr oder zwei Jahre sein. Im Rahmen der Therapie ist es vielleicht ein Etappenziel auf dem Weg zu mehr Gesundheit. Schreiben Sie sich einen Brief in die Zukunft. Welche Ziele haben Sie bis zu dem selbst gewählten Datum erreicht? Welche Herausforderungen haben Sie in dieser Zeit bewältigt? Welche Ängste blockieren Sie schon so lange, dass Sie glauben, diese nicht überwinden zu können? Was hält Sie davon ab, endlich das Leben zu leben, nach dem Sie sich so sehnen? Und was soll sich nun verändern? Schreiben Sie den Brief so, dass Sie Ihre Ergebnisse messen können. Wenn Sie den Brief später lesen, auf welche großartige Zeit werden Sie zurückblicken? Schreiben Sie immer so, als sei das Ergebnis eingetreten. Stärken Sie mit dieser Übung das eigene Selbstbild. Wenn Sie fertig sind, legen Sie den Brief in einen Umschlag und schreiben Sie ein Datum darauf. Entweder legen Sie ihn an einen Ort, an dem Sie ihn gut wiederfinden, oder Sie bitten jemanden, Ihnen diesen Brief zu einem bestimmten Datum zu schicken. Lesen Sie ihn zum angegebenen Zeitpunkt.

Probieren Sie es doch gleich mal aus, bevor Sie die Übung mit Klienten durchführen.

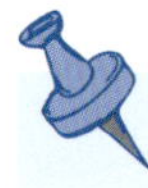

Die Kopiervorlage für den „Brief an mich selbst" (siehe Bild) finden Sie sowohl für die eigene Anwendung als auch für die Therapiesitzung im Anhang unter den Arbeitsblättern.

Übungen zum Fühlen

Im Rahmen von Therapiestunden und Coachings halte ich es für wichtig, den Raum für Emotionen zu öffnen. Vielleicht kennen Sie das von sich selbst, dass Sie durch den Alltag hetzen und versuchen, mit allem Perfektionismus Ihren Alltagspflichten nachzukommen. Beruf, Haushalt, Erziehung der Kinder, Pflege der Eltern – manchmal bleibt wenig Zeit, um den eigenen Gedanken Aufmerksamkeit zu schenken und Gefühle zu fühlen bzw. ins Spüren zu kommen. So hetzen wir von einem Tag zum anderen, ohne bewusst zu leben. Dabei ist es so wichtig, sich zu spüren und zu erleben.

Doch die schnelllebige Zeit hat nichts für Fühlende übrig. Viele meiner Klienten leiden darunter, funktionieren zu müssen, das Gefühl zu haben, nur noch am Leben vorbeizurennen. Und auch ich kenne die Momente, in denen man völlig erschöpft ins Bett fällt und den Tränen nahe ist, weil der Tag keine Minute Raum gelassen hat, sich mit sich und seinen Bedürfnissen zu beschäftigen. Doch statt den Tränen dann Raum zu geben, schlucken wir sie oft hinunter und muntern uns auf, dass es ja gar nicht so schlimm ist. Das geht eine Weile gut, aber irgendwann stumpfen wir ab. Traurigkeit und Zorn sammeln sich in uns an. Einige Menschen verlernen sogar zu fühlen, weil es in ihnen Scham, Schuld oder Angst hervorruft. Vielleicht kennen Sie aber auch die Klienten, die kommen, um einfach nur mal zu reden, um sich all das Belastende von der Seele zu sprechen, damit sie innerlich wieder geklärt sind.

Dabei fällt mir eine Klientin ein, die nur ein Mal kam. Sie kam und begann zu reden. Sie signalisierte mir, dass sie sonst niemanden hatte, bei dem sie sich alles von der Seele sprechen konnte. Ich ließ ihr den Raum und sie begann nach einer halben Stunde bitterlich zu weinen. Da wollten so viele Tränen geweint werden. Am Ende sagte sie: „Ich bin so dankbar, es tat so unendlich gut. Aber wenn mein Mann nicht möchte, dass ich weiter zu Ihnen komme, dann sehen wir uns nicht wieder." Sie kam nicht mehr. Manchmal können wir eben auch nur für einen Moment das Fenster der Heilung öffnen.

Es gibt eine ganze Reihe von Übungen, die uns helfen, wieder ins Fühlen zu kommen. Nicht jede Übung ist gleichermaßen für jeden Typ Mensch geeignet. Lernen Sie, welche Übung für Sie gut ist und welche Übung Ihrem Klienten helfen kann. So schaffen Sie sich eine Therapieressource, auf die Sie zurückgreifen können. Probieren Sie die folgenden Übungen einfach aus oder ergänzen Sie am Rand des Buches Ihre Lieblingsübung, sodass Sie diese parat haben.

Hand auf Herz und Bauch

Die einfachste und bekannteste Übung, um sich wieder spüren zu lernen, ist die Aufnahme der Verbindung über Herz und Bauch. Entwickeln Sie gern aus den Ideen eigene Meditationen oder Übungen, mit denen Sie Ihren Klienten unterstützen können.

So geht's

Legen Sie eine Hand auf den Brustkorb (Herzhöhe) und die andere Hand auf den Bauch. Atmen Sie nun bewusst mehrfach durch die Nase ein und durch den Mund aus. Vielleicht spüren Sie mit der Zeit Wärme in den Händen und in den jeweiligen Bereichen. Nehmen Sie bewusst wieder Kontakt zu sich, zu Ihrem Herzen und zu Ihrem Bauch auf, wo sich Ihr Weisheitszentrum befindet. Lenken Sie die Aufmerksamkeit in Ihren Bauchraum und in Ihren Herzbereich. Was nehmen Sie wahr? Ein leichtes Kribbeln? Wärme in den Händen? Einen Stein auf der Brust oder in der Magengegend? Wenn Sie die Übung zum ersten Mal machen, wiederholen Sie diese mehrmals täglich für ein paar Minuten. Mit ein wenig Training lernen Sie, den Kontakt zu Ihrem Weisheitszentrum wieder aufzunehmen, und spüren, was Ihnen guttut und was nicht.

Im therapeutischen Kontext kann man diese Übung dann fortführen und den Klienten zum Herzen leiten und ihn mit folgenden Fragen begleiten:

- Wie laut oder leise schlägt Ihr Herz?
- Wie freudig oder traurig wirkt es?
- Welches Gefühl kommt in Ihnen auf, wenn Sie die Hand mal bewusst auf Ihrem Bauch wahrnehmen?
- Treffen Sie Entscheidungen nur noch rational aus dem Kopf heraus oder darf Ihr Bauch Entscheidungen treffen?

Bewerten Sie keine der Antworten, nehmen Sie einfach nur Atemzug für Atemzug wahr, was sich zeigen möchte.

Motivieren Sie sich und Ihre Klienten, die Übung regelmäßig zu wiederholen, bis wieder eine gute Verbindung hergestellt ist. Manchmal lösen sich während der Übung Emotionen. Dann kullern „ohne Grund" Tränen über die Wangen und Sie oder der Klient wissen nicht, warum. Nehmen Sie das nur wahr und freuen Sie sich, denn es zeigt, dass ein innerer Anteil viel zu lange abgespalten war. Richten Sie dann in der kommenden Zeit mehr Aufmerksamkeit auf die innere Stimme. Sie können das in den Alltag leicht integrieren, indem Sie mal nicht gehetzt durch den Supermarkt laufen und den Einkaufswagen nach Ihrem Zettel füllen, sondern sich davon leiten lassen, worauf Sie und Ihr Körper wirklich Lust verspüren.

Probieren Sie es doch gleich mal aus.

Hören Sie sich die Meditation an und machen Sie sich im Anschluss Notizen. Wie ging es Ihnen dabei? Gab es ein Bild, ein Wort, eine Erkenntnis, die Ihnen währenddessen bewusst wurde? Welche Schlussfolgerungen können Sie daraus ziehen?

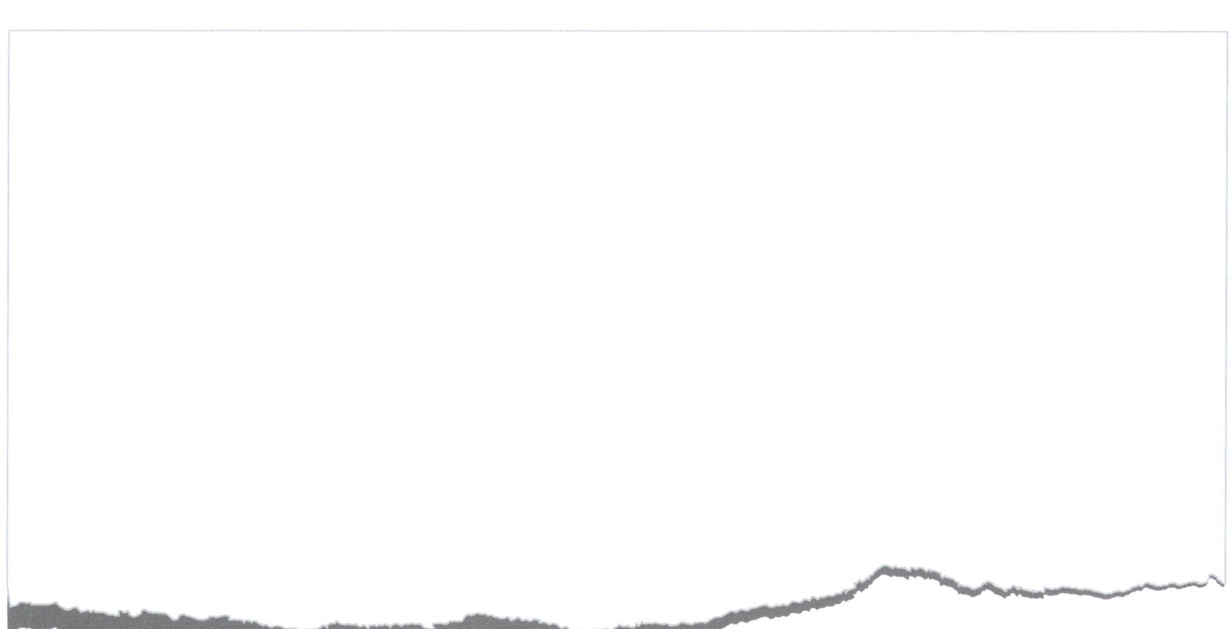

4-7-8-Atemtechnik

Die 4-7-8-Atemtechnik führt zurück zu einer alten Yoga-Technik und genießt in den letzten Jahren auch bei uns ein größeres Ansehen. Der Fokus liegt dabei auf einem bestimmten Atemzyklus, der dem Körper hilft, in einen entspannten Zustand zu gelangen, der das Einschlafen fördert. Das wiederholte Ausführen des Atemzyklus hat sich bewährt, wenn die Gedanken unaufhörlich kreisen, das Grübeln kein Ende nimmt, die innere Unruhe so groß ist, dass sich Entspannung nicht einstellen möchte. Sowohl für zwischendurch als auch als Einschlafritual kann die Atemtechnik helfen, sich wieder bewusst mit sich und seinen Gefühlen zu verbinden.

Probieren Sie es doch gleich mal aus. Setzen Sie sich dafür aufrecht hin. Machen Sie es sich bequem und legen Sie die Zungenspitze an den Gaumen. Atmen Sie durch die Nase ein und zählen Sie dabei bis vier. Halten Sie nun den Atem an und zählen Sie währenddessen bis sieben. Nun erst atmen Sie durch den Mund bewusst und ruhig aus und zählen dabei bis acht. Wenn Sie durch den Mund ausatmen, dann geht es leichter, wenn Sie dabei die Zunge vom Gaumen lösen. Wiederholen Sie den Ablauf noch viermal. Führen Sie diese Übung nur einmal täglich aus. Die Wirkung ist sehr intensiv.

Diese Übung kann jedoch nicht nur helfen, sich zu entspannen und besser einzuschlafen, sie wirkt auch sehr beruhigend auf den Organismus. Der Parasympathikus wird über den Vagusnerv stimuliert, was dazu führt, dass Sie sich ruhiger und ausgeglichener fühlen. Eine gute Voraussetzung, um sich zu spüren und ins Fühlen zu kommen.[9]

Ein Spaziergang mit sich selbst

Wenn Sie zu den Menschen gehören, die – auch an freien Tagen – einfach nicht richtig zur Ruhe kommen und die Stille gar nicht mehr wahrnehmen oder aushalten können, dann versuchen Sie, Entschleunigung in den Alltag zu bringen.

So geht's

Unternehmen Sie einen ausgiebigen Spaziergang durch die Natur. Ziehen Sie sich bequeme Kleidung an und verzichten Sie bewusst auf den engen Hosengürtel. Lassen Sie alle unnötigen Gegenstände wie Handtasche und Handy zu Hause. Suchen Sie eine schöne, ruhige Umgebung auf. Das kann ein Waldstück, ein Feldweg, ein Strandabschnitt oder ein Spazierpfad sein, wo sich nicht so viele Menschen aufhalten.

Starten Sie den Spaziergang in Ihrem gewohnten Tempo. Setzen Sie einen Fuß nach dem anderen auf den Boden. Gehen Sie normal los, so, wie Sie es sonst auch tun würden. Wie fühlt sich Ihr Atemrhythmus an? Sind Sie in der Lage, tief und bewusst zu atmen, oder nehmen Sie nur oberflächlich Sauerstoff in sich auf? Spüren Sie in den Brustkorb hinein. Atmen Sie während der ersten Schritte normal ein und aus. Gehen Sie einfach weiter. Nach etwa 50 Metern sagen Sie laut zu sich: „Ich reduziere bewusst mein Tempo."

Nehmen Sie die Geschwindigkeit aus dem Leben heraus. Atmen Sie bewusst ein und langsam aus, während Ihre Schritte kleiner werden und Sie das Tempo drosseln. Nach weiteren 50 Metern sagen Sie erneut laut: „Ich reduziere mein Tempo."

Verkürzen Sie Ihre Schritte und gehen Sie bewusst noch langsamer. Spüren Sie während der Ein- und Ausatmung in Ihren Körper hinein. Welches Gefühl macht sich breit, wenn Sie langsamer einen Fuß vor den anderen setzen? Setzen Sie den Spaziergang in kleinen Schritten achtsam weiter fort und wiederholen Sie die Ausführungen, bis Sie fast stehen bleiben.

Nehmen Sie die Entschleunigung wahr. Wie fühlt sich das an, einfach mal das Tempo zu reduzieren, nicht durch die Gegend zu hetzen? Betrachten Sie einmal bewusst Ihr Umfeld: die Bäume oder die Felder, die Wellen, die Sie gerade umgeben? Es gibt nichts zu tun im Moment. Schauen Sie sich einfach um. Was nehmen Sie wahr? Gibt es vielleicht sogar einen Impuls? Tauchen Schiffe am Horizont auf, läuft Ihnen ein Tier über den Weg oder klingt feines Vogelgezwitscher aus dem Wald? Lauschen Sie. Riechen Sie. Wenn Ihnen danach ist, ziehen Sie die Schuhe aus und laufen Sie ein wenig barfuß weiter. Vielleicht über die Wiese, den nackten Waldboden oder auf dem Asphalt der Straße. Vielleicht ist es um Sie herum still geworden und nur Ihre innere Stimme ist ein wenig lauter geworden. Was würde sie Ihnen mitteilen wollen?

Wenn sich in der Nähe ein Stein befindet oder eine Bank, verweilen Sie dort einen Moment. Erlauben Sie sich, nichts zu tun, nur zu sein. Mit sich zu sein. Atmen Sie immer wieder bewusst ein und ganz bewusst aus, indem Sie sich vorstellen, dass all die noch vorhandene Anspannung, die Sorgen und Ängste des Alltags einfach mit der nächsten Ausatmung leichter werden dürfen. Erlauben Sie sich, loszulassen und sich ganz dem Augenblick hinzugeben. Lassen Sie aufkommende Emotionen zu. Nehmen Sie diese gedanklich in den Arm. Nehmen Sie sich in den Arm. Wenn sich in der Nähe ein Baum befindet, umarmen Sie diesen und spüren den Halt, den er Ihnen vermittelt.

Nachdem Sie sich eine Weile ausgeruht haben, treten Sie langsam den Rückweg an. Gehen Sie bewusst Schritt für Schritt zurück. Bleiben Sie in Verbindung mit Ihrem Atem, der ruhig und gleichmäßig fließen darf.

Wiederholen Sie die Übung immer dann, wenn Sie das Gefühl haben, in einem hohen Tempo durch den Alltag zu jagen. Mit der Zeit werden Sie spüren, was Ihnen guttut und was nicht, und Sie werden Ihren Gefühlen näherkommen.

Die Energiebatterie

Die Energiebatterie-Übung kann Ihnen helfen, sich und Ihre eigenen Energiereserven besser kennenzulernen und frühzeitig einem totalen Energieverlust entgegenzuwirken.

Viele von uns arbeiten bis zum Anschlag, weil sie Anerkennung suchen, die Praxis gerade gut läuft und die Finanzen damit gesichert sind oder weil sie ihre Arbeit einfach lieben und denken, der positive Stress sei gesund. Ich selbst habe jahrelang nicht gemerkt, wie ich neben meiner Haupttätigkeit meinem größten Hobby, dem Schreiben, auch noch so viel Aufmerksamkeit widmete, dass ich dachte, es nährt mich nur und gleicht aus. Doch auch Hobbys, positive Unternehmungen nach der Arbeit oder ständige Reisen können uns ausbrennen und unser Energielevel minimieren. Oft laufen wir dann gehetzt und gestresst durchs Leben, abgeschnitten von unserem wahren Selbst. Viele Menschen funktionieren Tag für Tag und wenn sie abends fertig auf die Couch oder ins Bett fallen, sind sie so erschöpft, dass sie die innere Unruhe mit diversen Produkten (Schlafmitteln, Alkohol, Zigaretten und Co.) zum Schweigen bringen.

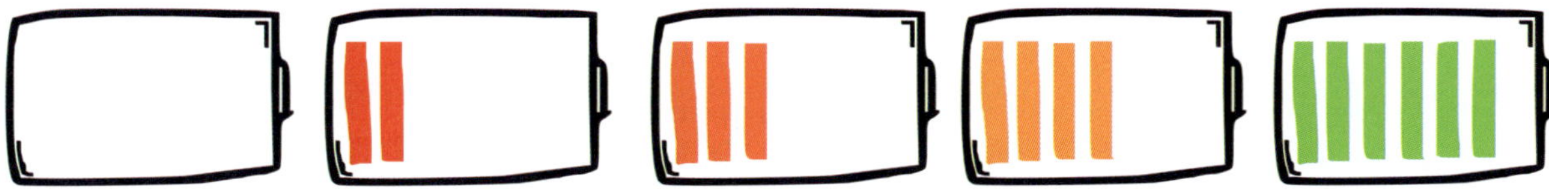

Prüfen Sie mit der folgenden Übung, wie hoch Ihr Energielevel gerade ist. Seien Sie ehrlich zu sich selbst. Welche der Batterien passt gerade zu Ihnen?

Nachdem Sie die entsprechende Batterie ausgewählt haben, die Ihren momentanen Zustand anzeigt, notieren Sie bitte ehrlich, was die Gründe dafür sind.

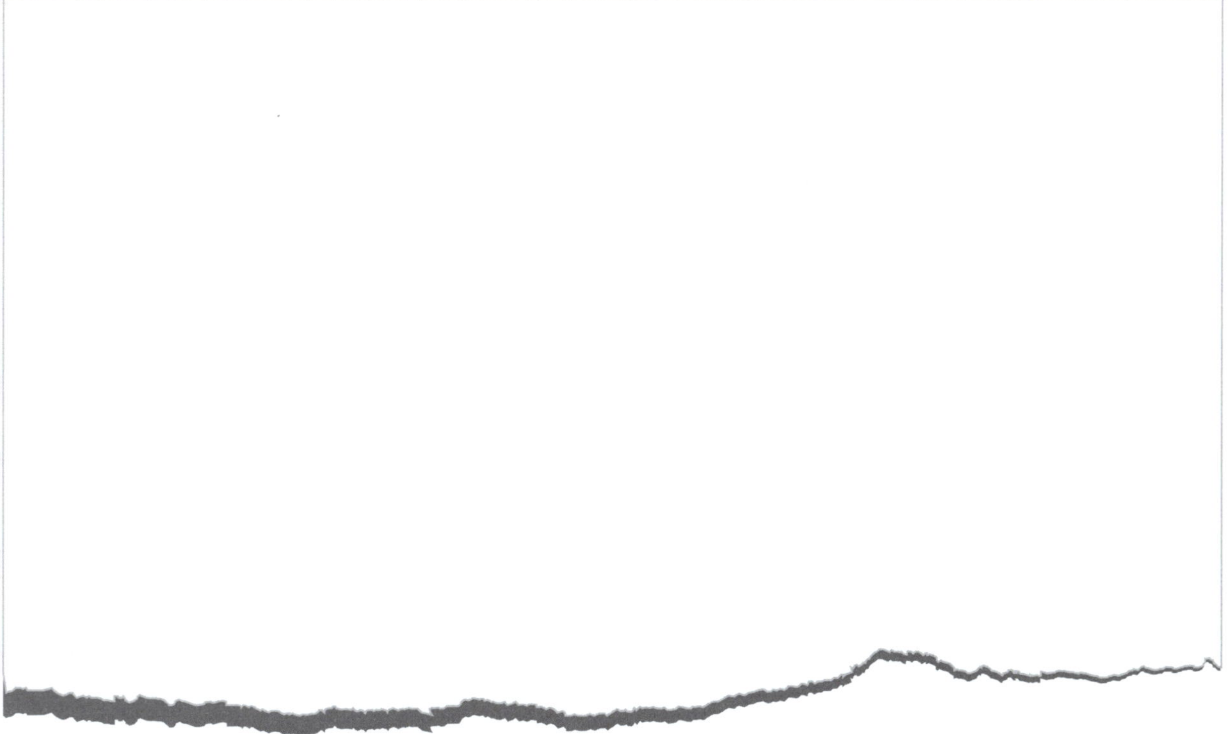

Ist Ihr Energielevel bei 100 Prozent, gratuliere ich Ihnen. Dann werden Sie sich im nächsten Schritt bewusst, was Ihnen gerade so guttut, und schreiben Sie das auf, damit Sie sich zu gegebener Zeit erinnern, was Sie nährt. Ist Ihre Energie nur bei 75 Prozent, 50 Prozent, 25 Prozent, 10 Prozent oder sogar bei 0 Prozent, werden Sie aktiv. In diesem Fall kann Ihnen die folgende Übung, das Energiefass, helfen, zu erkennen, warum Sie nicht voll in Ihrer Kraft stehen.

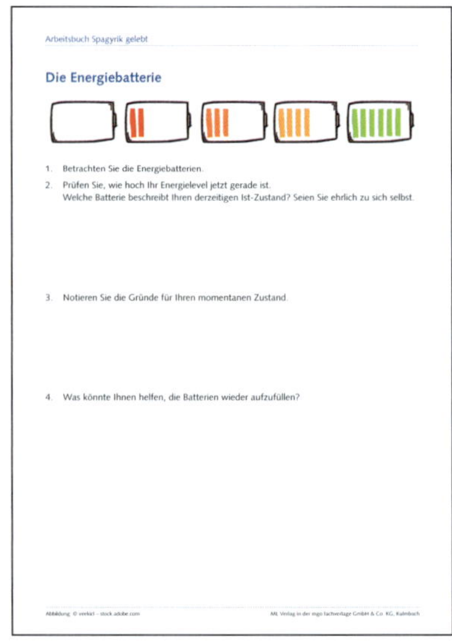

Arbeitsbuch Spagyrik gelebt

Die Energiebatterie

1. Betrachten Sie die Energiebatterien.
2. Prüfen Sie, wie hoch Ihr Energielevel jetzt gerade ist. Welche Batterie beschreibt Ihren derzeitigen Ist-Zustand? Seien Sie ehrlich zu sich selbst.
3. Notieren Sie die Gründe für Ihren momentanen Zustand.
4. Was könnte Ihnen helfen, die Batterien wieder aufzufüllen?

ML Verlag in der mgo fachverlage GmbH & Co. KG, Kulmbach

Siehe Arbeitsblatt „Die Energiebatterie"

Das Energiefass

Von Zeit zu Zeit kann es hilfreich sein, sich vor Augen zu führen, wo wir Federn lassen und wo wir einfach noch besser für uns selbst sorgen dürfen. Mithilfe der Übung können Sie erkennen, was Sie nährt und was Sie schon länger auslaugt. Diese Übung stärkt die eigene Selbstwirksamkeit, weil Sie nach der Erfassung aller Gedanken im nächsten Schritt einmal Ihren momentanen Zustand fühlen dürfen. Nachdem Sie Ihre Gedanken und Gefühle aufs Papier gebracht haben, folgt anschließend die Erarbeitung neuer Handlungsschritte. Um langfristig aus alten Verhaltensmustern auszusteigen, ist manchmal ein wenig Mut gefragt, weil die neuen Umsetzungsschritte noch nicht erprobt und integriert sind. Doch haben Sie erst einmal die Erfahrung gemacht, dass es auch leichter gehen darf, werden Sie zwangsläufig die alten Gewohnheitsschuhe ausziehen und barfuß neues Land betreten.

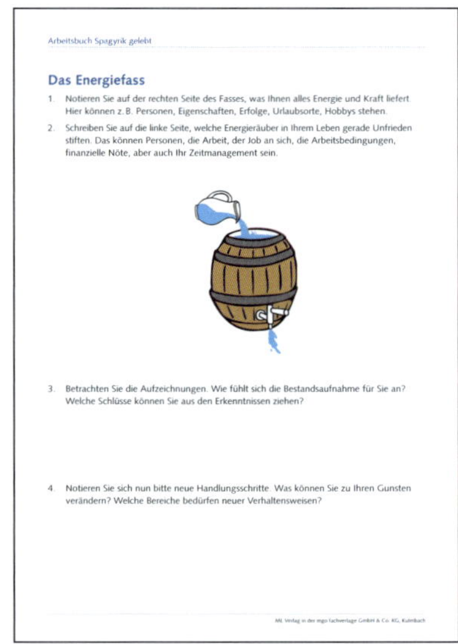

Arbeitsbuch Spagyrik gelebt

Das Energiefass

1. Notieren Sie auf der rechten Seite des Fasses, was Ihnen alles Energie und Kraft liefert. Hier können z. B. Personen, Eigenschaften, Erfolge, Urlaubsorte, Hobbys stehen.
2. Schreiben Sie auf die linke Seite, welche Energieräuber in Ihrem Leben gerade Unfrieden stiften. Das können Personen, die Arbeit, der Job an sich, die Arbeitsbedingungen, finanzielle Nöte, aber auch Ihr Zeitmanagement sein.
3. Betrachten Sie die Aufzeichnungen. Wie fühlt sich die Bestandsaufnahme für Sie an? Welche Schlüsse können Sie aus den Erkenntnissen ziehen?
4. Notieren Sie sich nun bitte neue Handlungsschritte. Was können Sie zu Ihren Gunsten verändern? Welche Bereiche bedürfen neuer Verhaltensweisen?

ML Verlag in der mgo fachverlage GmbH & Co. KG, Kulmbach

Siehe Arbeitsblatt „Das Energiefass"

So geht's

Nehmen Sie das Arbeitsblatt „Das Energiefass" zur Hand und stellen Sie sich vor, dass dieses Fass stellvertretend für Ihren Organismus steht.

1. Notieren Sie sich bitte zunächst alles, was Ihnen Energie und Kraft liefert. Hier können z. B. Personen, Eigenschaften, Erfolge, Urlaubsorte oder Hobbys stehen. Schreiben Sie im Anschluss auf, welche Energieräuber in Ihrem Leben gerade Unfrieden stiften. Das können Personen, die Arbeit, der Job an sich, die Arbeitsbedingungen, finanzielle Nöte, Abhängigkeiten, aber auch Ihr Zeitmanagement sein.

2. Betrachten Sie die Aufzeichnungen. Wie fühlt sich die Bestandsaufnahme für Sie an? Welche Schlüsse können Sie aus den Erkenntnissen ziehen?

3. Notieren Sie sich zuletzt bitte neue Handlungsschritte. Was können Sie zu Ihren Gunsten verändern? Welche Bereiche bedürfen neuer Verhaltensweisen?

Der Umgang mit Emotionen

Emotionen können etwas ganz Wundervolles sein. Die meisten von uns lieben es, zu lachen, Freude zu haben und zu spüren, wie das Herz vor lauter Glückseligkeit Purzelbäume schlägt. Ob bei einem Konzert, in einer Liebesnacht mit dem Partner oder beim Schenken – mit freudigen und lustigen Menschen umgeben wir uns immer gern und teilen dieses Glück auch gern. Neben den positiven Emotionen gibt es aber auch Emotionen, die wir ungern spüren und vor denen viele Menschen am liebsten davonlaufen möchten. Trauer, Angst, Wut, Einsamkeit sind nichts, was wir gern wahrnehmen, und doch gehören sie genauso zu uns Menschen wie das Schöne und Gute.

Vielleicht kennen Sie die Momente, in denen Menschen in Tränen ausbrechen, eine Panikattacke bekommen oder völlig verzweifelt herumschreien und Sie hilflos danebenstehen und Ihnen die richtigen Worte fehlen. Erinnern Sie sich bitte einen Moment an eine Situation, in der Sie einmal traurig waren. Notieren Sie sie hier kurz und schreiben Sie auf, was Sie sich in diesem Moment von Ihrem Umfeld gewünscht hätten. Einen Rat, ein offenes Ohr, eine Umarmung oder einfach die Möglichkeit, allein zu sein?

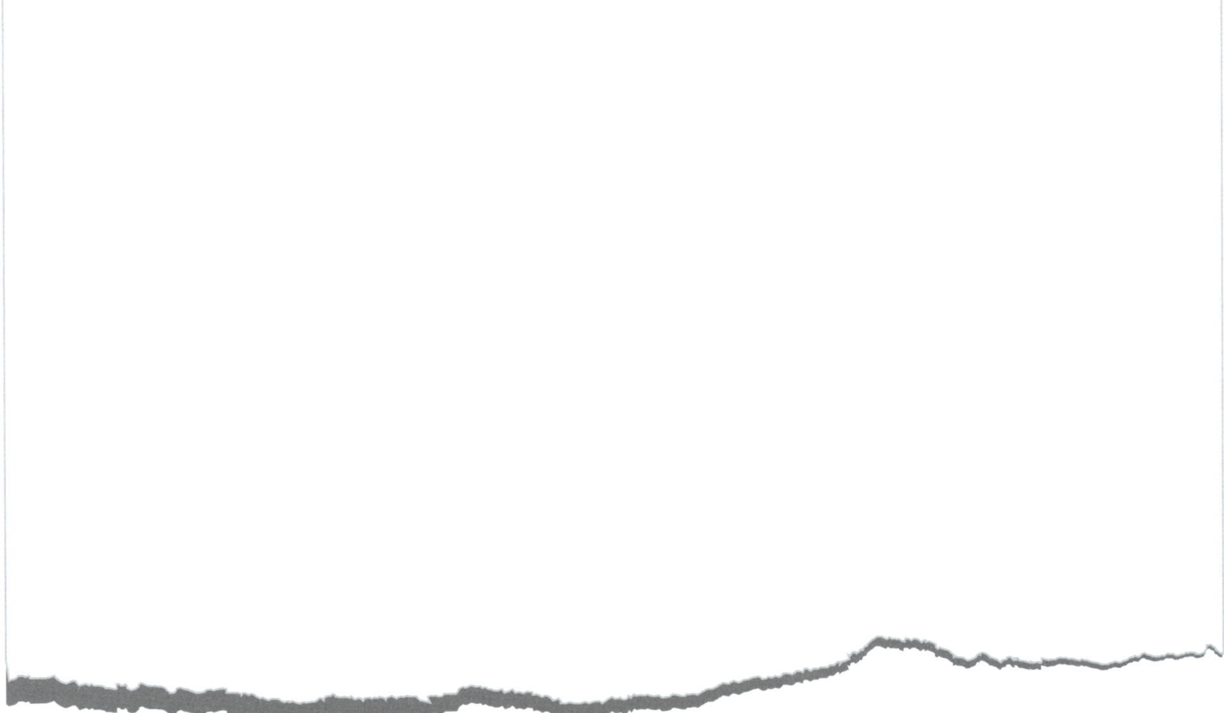

Und nun versetzen Sie sich in die Lage Ihres Klienten. Im besten Fall bekommen Sie ein Gespür dafür, was Ihr Klient in emotionalen Notfällen braucht, und Sie können es ihm geben. Das kann die Box mit Taschentüchern, ein Kuscheltier, eine Wärmflasche, ein offenes Ohr, ein Moment des Schweigens, ein Glas Wasser oder ein Rat sein. Wenn Sie keine Idee haben, fragen Sie den Klienten, wenn sich Emotionen oder Panikattacken zeigen, was er im Moment braucht. Meistens ist es das innere Kind, das sich Aufmerksamkeit, Trost und Zuspruch wünscht. Wenn Sie die Übung gerade ohne Therapeut durchführen, überlegen Sie bitte, was Ihnen in der Vergangenheit guttat, wenn Sie traurig waren.

Daneben gibt es noch andere Übungen, die Sie im Umgang mit Emotionen ausprobieren können.

Stirn-Hinterkopf-Halten

Stirn-Hinterkopf-Halten ist eine beliebte Methode aus der Kinesiologie, die bei Stressreaktionen, Schmerzen und emotionalen Belastungen, insbesondere emotionalen Überreaktionen, mit sofortiger Wirkung Anwendung finden kann. Es gibt Situationen im Leben, die uns den Boden unter den Füßen wegziehen. Dann stehen wir wortwörtlich neben uns und unser Gehirn schaltet auf Überlebensmodus. In diesen Momenten fällt es uns möglicherweise schwer, einfachen alltäglichen Arbeiten nachzugehen, denn im Stress ist unsere Wahrnehmung verzerrt. Die Ausführung der Übung lässt sich also leicht in den Alltag integrieren. Genauso kann aber im Rahmen einer Sitzung während des Gesprächs mit dem Klienten und der Arbeit mit dem Kartenset ein alter Schmerz, eine Emotion getriggert werden und der Klient oder Sie selbst brechen plötzlich in Tränen aus. Dies stellt in der Praxis möglicherweise einen unerfahrenen Therapeuten schnell vor Herausforderungen. Mit der Methode Stirn-Hinterkopf-Halten sind Sie jedoch bestens gerüstet.

Im vorderen Teil des Kopfes (der Stirn) ist unser Denkbereich verankert. Er symbolisiert zugleich die Gegenwart. Im Hinterhaupt hingegen befindet sich der für Erinnerungen zuständige Bereich. Dieser wird zeitlich der Vergangenheit zugeordnet.

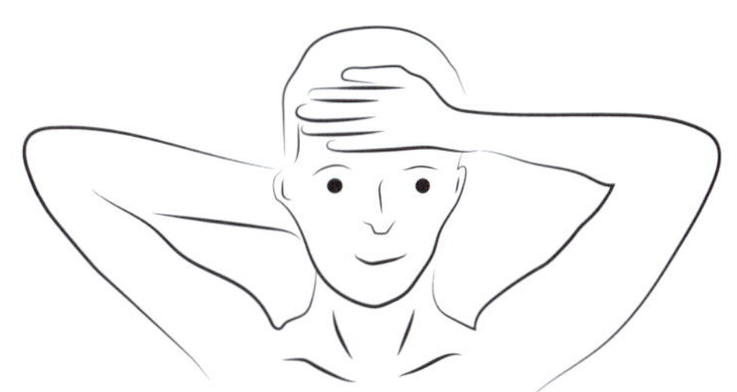

Das gleichzeitige Halten von Stirn und Hinterkopf ist eine der einfachsten und effektivsten Methoden, um das Nervensystem zu beruhigen und emotionale Überreaktionen schnell und sanft auszugleichen. Die sanfte Berührung beider Kopfbereiche (Stirn und Hinterkopf) ermöglicht es, empfundenen Stress abzubauen, Schmerzen zu lindern und wieder adäquat auf die jeweilige momentane Situation reagieren zu können. Durch das Halten der Stirn werden diejenigen Areale im Kopf aktiviert, die die natürliche Fähigkeit besitzen, sich aktuellen Situationen angemessen anpassen zu können. Empfundener Stress und emotionale Überreaktionen werden gedrosselt. Durch das Halten des Hinterkopfes können die entstandenen Spannungszustände im Nervensystem sofort reduziert und Schmerz- oder Stresssymptome gelindert werden. Der Therapeut erkennt es daran, dass der Klient ein bis zwei tiefere Atemzüge nimmt und der Betroffene selbst spürt durch den tieferen Atemzug oft eine schnelle Erleichterung.

Parallel zur Lösung der angespannten Situation findet das Gehirn eine natürliche und ideale Lösung für den Moment, weil die linke und die rechte Gehirnhälfte wieder miteinander kooperieren. Der Kopf wird klarer und eine Anpassung an die momentanen Umweltbedingungen ist wieder möglich.

So geht's

Legen Sie eine Hand auf die Stirn und die andere an den Hinterkopf. Atmen Sie ein paar Mal tief durch. Denken Sie nun an die stressbeladene Situation und lassen Sie diese wie einen Film vor Ihrem inneren Auge ablaufen. Sie werden schon nach ein paar Atemzügen spüren, wie sich Ihr Gefühl verändert und Sie insgesamt ruhiger werden. Oft tauchen sogar spontan kreative Ideen auf.

Bei starken Emotionen können Sie als Therapeut auch Stirn und Hinterkopf des Klienten halten, sodass er sich wirklich auf die innere Bilderarbeit konzentrieren kann. Das wird gern angenommen, weil es mit der Zeit anstrengend sein kann, die Arme über der Schulter zu halten. Ich empfehle, dass der Klient die Augen dabei geöffnet lässt. So steigert er sich nicht weiter in die Situation hinein, sondern ist dennoch präsent im räumlichen Geschehen.

Wenn Sie diese Übung kennengelernt haben und in der Anwendung sicher sind, brauchen Sie vor auftretenden unangemessenen Reaktionen Ihrer Klienten keine Angst mehr haben. Daher kann man diese Übung auch gut im Rahmen von Online-Coachings einsetzen, nur hält dann der Klient selbst Stirn und Hinterkopf.

Emotionen ableiten

Eine weitere Möglichkeit, mit aufkommenden Emotionen professionell umgehen zu können, ist eine einfache Übung, die beruhigende Elemente aus verschiedenen Bereichen beinhaltet. Da man sie selbst fast überall anwenden kann, aber auch im therapeutischen Kontext leicht in die Sitzung einbauen kann, wende ich sie gern an.

Für die Anwendung ohne Therapeut können Sie auf die Meditation im beistehenden QR-Code zurückgreifen. Dort führe ich Sie mithilfe einer meditativen Reise durch die einzelnen Bereiche Ihres Körpers. Sollten die dabei auftretenden Emotionen zu stark sein, können Sie auch hier gern die vorhergehende Übung Stirn-Hinterkopf-Halten parallel anwenden.

Wenden Sie die Übung mit Ihren Klienten an, empfehle ich Ihnen, eine ruhige Umgebung zu schaffen, sodass der Klient sich darauf einlassen kann.

So geht's

Bitten Sie den Klienten, sich bequem auf einen Stuhl zu setzen.
Lassen Sie ihn ein paar Atemzüge nehmen und im Raum ankommen. Bitten Sie ihn, sich mit seinem inneren Heilraum zu verbinden. Führen Sie ihn nun mit Fragen durch den Körper, um herauszufinden, wo die gestauten Emotionen sitzen und wie sie sich anfühlen.

Zum Beispiel:

- Wie nehmen Sie Ihren Körper wahr? Liegen Sie bequem und gleichmäßig auf der Liege oder gibt es einen Bereich, der nicht wirklich aufliegt?
- Wie fühlen sich Ihr Kopf, Ihr Herz und Ihr Bauch an?

Oft wird geantwortet, dass das Herz eng ist, ein Stein im Brust- oder Magenbereich sitzt oder die rechte Bauchseite wehtut. Fragen Sie dann weiter nach ...

- Wie fühlt sich der Stein an? Wie groß ist er? Welche Farbe hat er?
- Welche Form hat der Schmerz im rechten Oberbauch, im Unterbauch?

Wichtig ist dabei, dass der Klient die Informationen nur wahrnimmt und nicht bewertet.

Laden Sie Ihren Klienten nun ein, sich vorzustellen, dass aus seinen Füßen heraus Wurzeln wachsen, die ihn tief mit der Erde verbinden. Wiederholen Sie dieses Bild ein- bis zweimal, sodass die Vorstellung immer realer wird.

Binden Sie im nächsten Schritt die Atmung mit ein. Lassen Sie Ihren Klienten sich bei jedem Atemzug vorstellen, wie der Schmerz/die Emotion durch den Körper wandert und ihn durch die Fußsohlen verlässt.

Wenn Sie dieses Bild immer weiter zum Beispiel durch wiederholtes Auffordern verstärken, wird es dem Klienten leichter fallen, loszulassen, und die blockierenden und angestauten Emotionen können so sanft über die Fußsohlen abgeleitet werden.

Wenn Sie die Übung verstärken wollen, halten Sie dem Klienten während der Reise die ganze Zeit Stirn und Hinterkopf.

Der emotionale Notfallkoffer

Ein emotionaler Notfall kann jeden Tag passieren (z. B. eine Trennung, eine Kündigung, eine Krankheit, ein Unfall) und wir sind im Leben nicht wirklich davor gefeit. Egal wie psychisch stabil ein Mensch auch ist, können u. a. auch durch das Umfeld (z. B. Kollegen, Partner, Eltern und Kinder) Trigger gesetzt werden, die die eigene Welt plötzlich ins Wanken bringen. Die Symptome in einem emotionalen Notfall können unterschiedlich sein. Sie reichen von Angstattacken, starker innerer Unruhe, Wutausbrüchen, dem Treten gegen Wände, Panikattacken, Schwindel, Kreislaufproblemen bis hin zu Ohnmachtsanfällen. Für diesen Fall ist es von Vorteil, sich und seine Bedürfnisse zu kennen. Wie gehe ich damit um? Was brauche ich, damit es mir wieder besser geht?

Der emotionale Notfallkoffer ist ein beliebtes Tool im psychotherapeutischen Kontext. Er kann symbolisch einen Koffer darstellen und dennoch ausschließlich als digitale Datei (in Form einer Liste) geführt werden. Diese Liste sollte alle gesammelten Dinge enthalten, die Ihnen im emotionalen Notfall helfen. Beispiele dazu finden Sie weiter unten. Der Vorteil einer digitalen Notfallliste ist, Sie können sie aufs Smartphone laden und haben sie so stets dabei.

Alternativ gibt es die Möglichkeit, einen kleinen Handkoffer oder eine Box zu basteln oder zu kaufen und z. B. mit den unten stehenden Beispielen zu füllen. Ein gut gefüllter emotionaler Notfallkoffer sollte in keiner Praxis fehlen, denn er kann in seelischen Akutfällen wahrhaftig die Selbstwirksamkeit des Klienten stärken und Ihnen eine professionelle Begleitung ermöglichen. Hier werden unterstützende Dinge aufbewahrt, die ganz schnell zur Verbesserung des jeweiligen Zustandes beitragen können. Wenn Sie in der Praxis einen solchen Koffer für die Klienten haben, sind diese sicher erfreut, weil sie aus verschiedenen Dingen das richtige für sich auswählen können.

Ein emotionaler Notfallkoffer oder eine Notfallliste sollte drei Ebenen (Kopf, Herz, Körper) ansprechen. Die enthaltenen oder beschriebenen Dinge sollten sowohl das Herz berühren und erwärmen, sich beruhigend auf den Körper auswirken und auch die Gedanken zur Ruhe bringen. Es ist sinnvoll, wenn Sie einfache Inhalte sammeln, die alle fünf Sinnesorgane umfassen.

Die folgenden Ideen sind nur als Anregung für Ihren Notfallkoffer gedacht. Sie stellen sozusagen eine Einladung an Sie dar, Inhalte zu finden, die Sie ansprechen und die Sie in Ihre Liste oder Ihren Koffer übertragen können:

- die Telefonnummer der besten Freundin/des besten Freundes,
- ein Lied, das die Stimmung hebt,
- ein Zettel mit den Lieblingsfilmen, die direkt abgespielt werden können,
- das eigene Lieblingsfoto,
- eine Liste mit Zukunftsvisionen und Wünschen, Fotocollagen von schönen Erlebnissen, die die Stimmung erhöhen, ein altes Flugticket, das an eine besondere Reise erinnert,
- ein Tagebuch zum Aufschreiben der Situation,
- das Lieblingskuscheltier,
- die Nummer vom Lieblingsrestaurant,
- die Übung Stirn-Hinterkopf-Halten (siehe Seite 69),
- die Notfallnummer des Rettungsdienstes, die Nummern des psychologischen Notdienstes, des Hausarztes und der Therapeutin,
- ...

Eine ausführliche Ideensammlung, welche Maßnahmen im Notfall unterstützen können, finden Sie auf den Arbeitsblättern zu „Der emotionale Notfallkoffer“. Achten Sie bei der Erstellung Ihrer persönlichen Liste (Vorlage bei den Arbeitsblättern) oder beim Füllen Ihres Koffers darauf, Inhalte zu finden, die sich leicht und schnell in Ihrem Alltag umsetzen lassen. Im emotionalen Notfall fehlt Ihnen in der Regel die Kraft und die Zeit, große Dinge zu tun. Arbeiten Sie als Therapeut, können Sie die Vorlage zur Besprechung mit dem Klienten als Ideensammlung verwenden und ihn bitten, sich seine eigene Liste bis zur nächsten Sitzung zu erstellen und diese auch auszuprobieren. Es ist wichtig, seine persönliche Liste zu kennen, um im Notfall selbstwirksam handeln zu können. Versuchen Sie, gemeinsam mit dem Klienten Wege zu finden, die vielleicht sogar Schöpferkräfte freisetzen, wie Malen oder Schreiben. Den eigenen Gefühlen im Notfall Ausdruck zu verleihen, kann enorme Selbstheilungskräfte freisetzen.

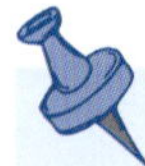

Wenn sich jedoch während oder nach einer Sitzung tief sitzende Traumata zeigen, mit denen Sie allein oder als Therapeut überfordert sind, kontaktieren Sie bitte einen erfahrenen Traumatherapeuten.

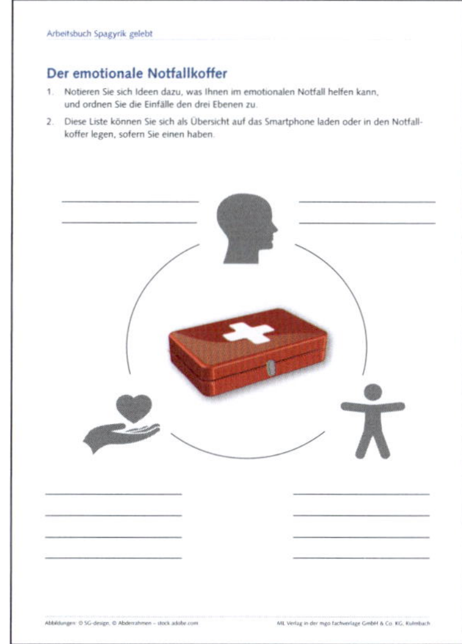

Arbeitsbuch Spagyrik gelebt

Der emotionale Notfallkoffer

1. Notieren Sie sich Ideen dazu, was Ihnen im emotionalen Notfall helfen kann, und ordnen Sie die Einfälle den drei Ebenen zu.
2. Diese Liste können Sie sich als Übersicht auf das Smartphone laden oder in den Notfallkoffer legen, sofern Sie einen haben.

„Der emotionale Notfallkoffer“

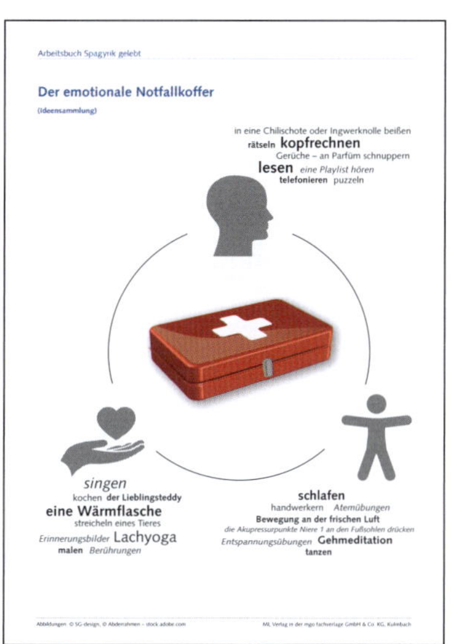

Arbeitsbuch Spagyrik gelebt

Der emotionale Notfallkoffer

(Ideensammlung)

Abbildungen: © SG-design, © Abderrahmen – stock.adobe.com ML Verlag in der mgo fachverlage GmbH & Co. KG, Kulmbach

„Der emotionale Notfallkoffer (Ideensammlung)“

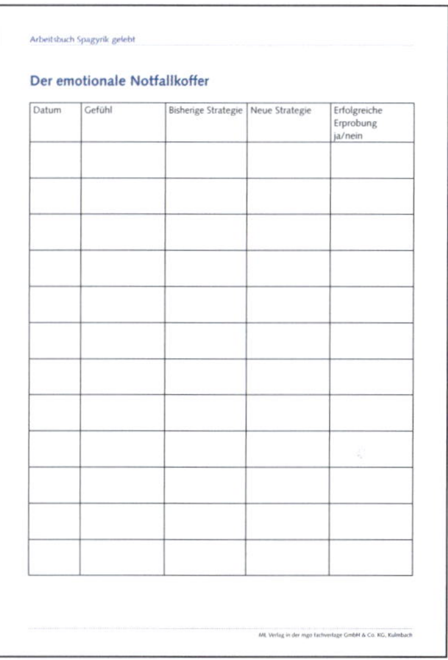

Arbeitsbuch Spagyrik gelebt

Der emotionale Notfallkoffer

Datum	Gefühl	Bisherige Strategie	Neue Strategie	Erfolgreiche Erprobung ja/nein

„Der emotionale Notfallkoffer (Liste)“

Ressourcenaktivierung

Der ganzheitliche Genesungsprozess ist oft mit unterschiedlichen Herausforderungen verbunden. So kann es Zeiten der Stagnation, des Stillstandes geben, die von Hoffnungslosigkeit und Mutlosigkeit geprägt sind. Je nach Stabilität des geistig-seelischen Zustandes eines Menschen können Phasen des Stillstandes von Ihnen selbst oder von Seiten des Klienten falsch interpretiert werden. Stillstand kann im therapeutischen Sinne positiv wie negativ gesehen werden. Positiv ist er dann, wenn die Zeit für den nächsten Schritt noch nicht reif ist. Vielleicht war der eigene Lebensweg gerade mit größeren Herausforderungen bestückt und Sie selbst oder der Klient befinden sich in einer Phase, in der gefühlt nichts vor- und nichts zurückgeht. Oft wird diese Phase als Stillstand bezeichnet. Es kann auch genau den Zeitraum umfassen, wo Sie oder der Klient lernen sollen, nicht aktiv im Tun zu sein, sondern sich treiben zu lassen. Einfach mal zu sein. Dieses Sein fällt vielen von uns schwer, weil wir gefühlt alle was tun wollen, um voranzukommen. Als Stillstand im negativen Sinne wird oft der Zustand beschrieben, wenn wir den Hintern nicht hochbekommen, um ins Tun zu kommen. Wenn sich Gewohnheiten, Bequemlichkeiten eingeschlichen haben, die dazu führen, dass Ausreden ein stärkeres Gewicht bekommen als die motivierende Haltung, die derzeitige Situation verändern zu wollen.

Der Ressourcenbaum

Der Ressourcenbaum ist eine beliebte Methode im Coaching. Mit ihm lassen sich Ressourcen erkennen und die eigenen Stärken weiter ausbauen. Bei der Arbeit mit den Karten kann ein Ressourcenbaum auch dann eingesetzt werden, wenn für die Umsetzung bestimmter Handlungsschritte der Mut fehlt.

Beispiel

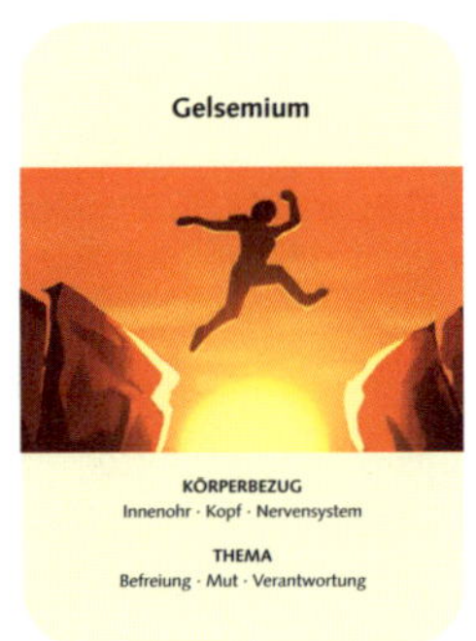

Ihr Klient zieht zum Beispiel die Karte Gelsemium. Themen, die damit im Zusammenhang stehen, sind: Befreiung, Mut und Verantwortung. Dieses Arzneimittel weist möglicherweise auf Veränderungen hin, die anstehen. Veränderungen sind für viele von uns nicht gerade von Leichtigkeit geprägt. Ängste, die in uns schlummern, werden lauter, bekommen mehr Raum.

Nicht die Entscheidung selbst hält uns zurück, den nächsten Schritt zu machen, sondern die Angst vor den Konsequenzen. Was wird sein, wenn ich die neue Richtung einschlage? Vielleicht wird alles noch schlimmer? Gerade bei Scheidungen, Trennungen und Veränderungen im Job empfinden viele Menschen Unsicherheiten. Um dennoch den nächsten Schritt zu tun, um vielleicht doch einmal etwas zu riskieren, kann ein Ressourcenbaum helfen, sich eigener Stärken und Fähigkeiten bewusst zu werden, und das kann letztlich dazu führen, dass aus Angst Mut wird.

Der Begriff Ressourcen umfasst alle Arten von Kraftquellen, die wir sowohl in uns tragen als auch äußerlich zusammengetragen haben. Dazu zählen persönliche Stärken, Fähigkeiten und angeborene oder erworbene Talente, Erfahrungen, ein soziales Netzwerk sowie zur Verfügung stehende finanzielle oder sonstige Mittel.

Nehmen Sie sich für diese Übung Zeit bzw. räumen Sie den Klienten während der Sitzung etwas Zeit ein oder geben Sie diese Übung für zu Hause mit. Schaffen Sie eine ruhige Atmosphäre, damit Sie sich ganz auf die Übung einlassen können. Gehen Sie an die Übung spielerisch heran, dadurch nehmen Sie sich den

Druck, dass Ihnen sofort alles einfallen muss. Unsere Stärken und Ressourcen entwickeln sich im Laufe der Jahre weiter und so können Sie auch diesen Baum jederzeit erweitern.

Bevor Sie die Übung mit Klienten durchführen, erstellen Sie Ihren eigenen Ressourcenbaum. Sie können dafür die Vorlage (siehe beiliegendes Arbeitsblatt) verwenden oder Sie zeichnen einfach selbst einen Baum. Ich empfehle, den Baum im Hochformat zu zeichnen, und zwar so, dass starke Wurzeln, ein kräftiger Stamm, dicke und feinere Äste, Blätter und die Sonne am Himmel gut zu erkennen sind.

Wenn Sie noch einen Zwischenschritt einlegen möchten, wäre jetzt eine gute Gelegenheit, um eine Mindmap zu erstellen. Schreiben Sie dafür das Wort Ressourcen in die Mitte eines Blattes und darum herum alle Assoziationen, die Ihnen zu Ressourcen einfallen. Es braucht dabei keine Gliederung oder Ordnung, Sie sammeln einfach all das, was Ihnen in den Sinn kommt. In einem weiteren Schritt können Sie diese Assoziationen den entsprechenden Baumbestandteilen zuordnen.

Beginnen Sie immer unten am Baum, in diesem Fall bei den Wurzeln. Die Wurzeln werden mit Nährstoffen (z. B. Wasser) versorgt, die den Baum stark machen. Übertragen Sie dies nun auf sich selbst bzw. im therapeutischen Kontext auf Ihren Klienten.

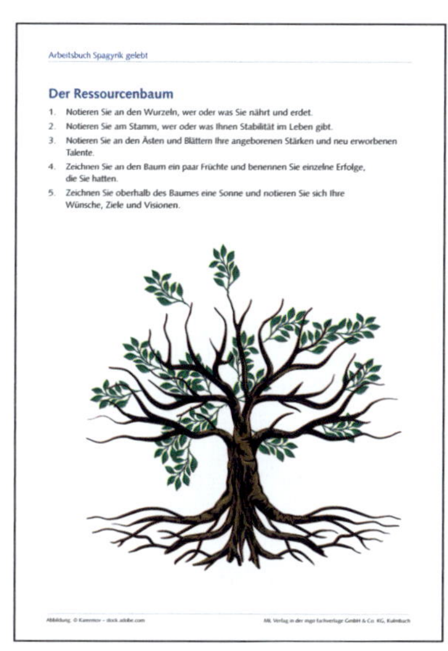

Arbeitsbuch Spagyrik gelebt

Der Ressourcenbaum

1. Notieren Sie an den Wurzeln, wer oder was Sie nährt und erdet.
2. Notieren Sie am Stamm, wer oder was Ihnen Stabilität im Leben gibt.
3. Notieren Sie an den Ästen und Blättern Ihre angeborenen Stärken und neu erworbenen Talente.
4. Zeichnen Sie an den Baum ein paar Früchte und benennen Sie einzelne Erfolge, die Sie hatten.
5. Zeichnen Sie oberhalb des Baumes eine Sonne und notieren Sie sich Ihre Wünsche, Ziele und Visionen.

Siehe Arbeitsblatt „Der Ressourcenbaum“

Hierzu können Sie folgende Fragen stellen:

- Was wurzelt mich?
- Wer oder was gibt mir Kraft und Halt?
- Wer oder was nährt mich?
- Welche Übungen helfen mir, mich zu erden?

Beispiele können sein: die Ursprungsfamilie (Mutter, Vater), die Ahnenfamilie (Großeltern), Geschwister, Ihr soziales Umfeld (Freundeskreis oder Kollegen), Ihre Hobbys, wie z. B. Qigong, Yoga.

Nach den Wurzeln widmen Sie sich dem Stamm und füllen ihn mit positiven Ressourcen. Der Stamm verleiht dem Baum Stabilität. Sie können folgende Fragen stellen:

- Was macht mich einzigartig?
- Was habe ich bereits im Leben erreicht (allein oder in Zusammenarbeit mit anderen)?
- Auf welche Erfolge kann ich zurückblicken?
- Auf welche Meilensteine kann ich stolz zurückblicken?

Beispiele können sein: eine abgeschlossene Ausbildung, das absolvierte Studium, eine berufliche Position, Ihre Hochzeit, die Geburt eines Kindes.

Im nächsten Schritt beschriften Sie die Äste und Blätter, die für Ihre Kompetenzen stehen. Unterscheiden Sie hier vielleicht zwischen angeborenen und erworbenen Kompetenzen. Äste und Blätter bilden sich mit der Zeit aus, wachsen und gedeihen und machen den Baum zu einem einzigartigen Wunder der Natur. Auch Sie sind ein solches Wunder der Natur.

Folgende Fragen machen Ihnen Ihre Kompetenzen bewusster:

- Worin liegen meine Stärken?
- Was konnte ich schon immer gut?
- Welche Fähigkeiten habe ich mit den Jahren neu erworben, ausgebaut oder erweitert?

Beispiele können sein: Fachkompetenzen (Sprachkenntnisse, digitale Medien), soziale Kompetenzen (gut zuhören oder Konflikte schlichten können).

Im vorletzten Schritt zeichnen Sie bitte ein paar Früchte an den Baum, die für die Ernte Ihres Lebens stehen. Diese Übung kann man einmalig machen, um sich seiner Ressourcen bewusst zu werden, oder im Rahmen eines Jahreszyklus. Dann passt die Übung gut in den Spätsommer oder Frühherbst, in denen man die Früchte des Jahres symbolisch einfährt. Folgende Fragen eignen sich dazu:

- Welche Früchte (Erfolge) darf ich einfahren?
- Woran kann ich mich jetzt bereits erfreuen?

Beispiele können sein: ein Berufswechsel, der Sie erfüllt, neue Freunde, die in Ihr Leben gekommen sind, eine Gehaltserhöhung aufgrund guter Leistungen, der Bezug eines neuen Eigenheims, heilende Maßnahmen.

Im letzten Schritt zeichnen Sie bitte eine Sonne, die von oben auf den Baum scheint. Licht, wie das der Sonne, nährt den Baum und lichtvolle Gedanken nähren uns. Mit Sonne im Leben geht vieles leichter und das Licht erinnert uns daran, dass wir wachsen und unsere Flügel ausbreiten dürfen. Folgende Fragen könnten helfen:

- Was sind meine Ziele und Träume?
- Was möchte ich im Leben noch erreichen?
- In welchen Lebensbereichen darf ich wachsen und groß werden?

Beispiele können sein: eine Karriereposition anstreben, ein Buch schreiben, ein Jahr ins Ausland gehen.

Abschließend betrachten Sie Ihren Ressourcenbaum noch einmal. Wie fühlt es sich an, wenn Sie sich all die Ressourcen und Ihre Stärken bewusst machen? Was sagen diese über Sie aus? Haben sich Ihre Gefühle in Bezug auf Ihr Anliegen verändert?

Probieren Sie es doch gleich mal selbst aus, indem Sie einen Baum zeichnen und ihn mit all den Ressourcen bestücken, die Ihnen zur Verfügung stehen.

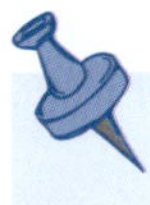

Im Anhang finden Sie unter den Arbeitsblättern eine Vorlage zum Ressourcenbaum, die Sie für sich oder Ihre Klienten verwenden können.

Online-Coaching

In den letzten Jahren sind psychische Erkrankungen deutlich angestiegen und sorgten 2022 für einen neuen Höchststand. Die Krankenkasse DAK veröffentlichte in ihrem Psychreport 2023 unter anderem die neuen Fehlzeiten und Arbeitsausfälle aufgrund von Depressionen, chronischer Erschöpfung und Ängsten. Demnach sei ein Anstieg der Fehlzeiten um 48 Prozent zu verzeichnen im Vergleich zum Niveau vor zehn Jahren.[10] Die Menschen im Lande kränkeln und die Nachfrage nach psychotherapeutischen Angeboten steigt. Viele Klienten warten jedoch manchmal bis zu sechs Monate auf einen Therapieplatz. Doch was tun sie bis dahin?

Wenn Ängste zunehmen, alltägliche Belastungen zur echten Herausforderung werden und gesundheitliche Beschwerden noch dazukommen, braucht es manchmal schnelle professionelle Hilfe und Beratung. Das muss nicht zwingend eine Sitzung beim Therapeuten sein, der die Akupunkturnadel setzt, den Rücken massiert oder ein Laborröhrchen zur Mineralstoffanalyse einschickt. Hier kann schon ein Online-Coaching helfen. Den meisten Menschen fehlt ein Ansprechpartner, mit dem sie über die Probleme im Alltag sprechen können, weil sie für sich bisher keine geeignete Lösung gefunden haben. Die Ursachen für Stress im beruflichen und privaten Umfeld können vielseitig sein und das Gefühl von Hilflosigkeit und Hoffnungslosigkeit kann Ängste schüren, Stimmungsschwankungen hervorrufen und zu anhaltenden körperlichen Beschwerden wie Schlafstörungen führen. Ein Gespräch mit der besten Freundin oder dem besten Freund kann zunächst unterstützend wirken. Doch bei größeren Problemen ist es hilfreich, sich einem Therapeuten, wenn auch digital, anzuvertrauen. Eine Online-Beratung benötigt besonders viel Fingerspitzengefühl und Empathie, weil das Zwischenmenschliche allein wegen des Bildschirms schon ein wenig auf der Strecke bleibt. Hinzu kommt, dass die Konstitution und Energie oft verfälscht wirken. Deshalb sollte eine Online-Sitzung nicht zur Gewohnheit werden und die persönliche Sprechstunde auf keinen Fall ersetzen, sondern nur in emotionalen Notfällen ergänzen. Andernfalls könnten Beschwerden leicht übersehen werden.

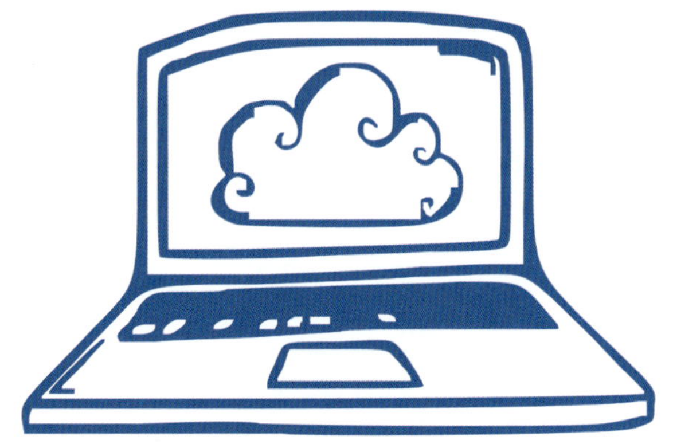

Meine Erfahrung zeigt, dass die Arbeit mit den Karten ein geeignetes Werkzeug ist, um Menschen auch in Krisensituationen zu begleiten. Es müssen nicht unbedingt Spagyrikkarten sein, doch haben sie den Vorteil, neben den psychischen Ursachen möglicherweise auch körperliche Beschwerden mit aufzudecken und bewusst zu machen. Und dadurch, dass die Ursachen der eigenen Probleme sichtbar werden, können die Klienten selbst oder mit unserer Hilfe neue Lösungs- und Verhaltensansätze finden.

Außer im Einzelsetting oder im Rahmen von Gruppen- und Seminarveranstaltungen hat sich die Arbeit mit dem Kartenset auch im Online-Format bewährt. Der Vorteil der Online-Arbeit ist, dass Sie dem Klienten in Notfällen auch einmal abends oder am Wochenende eine Sitzung geben können und dass er keine lange Anfahrt hat, die vielleicht zu zusätzlichem Stress führen könnte.

Im Rahmen der Online-Arbeit spreche ich nicht gern von Therapiestunde, sondern verwende viel lieber den Begriff des Coachings oder Mentorings. Ich selbst sehe mich in diesem Moment eher als Begleiterin oder Coach meiner Klienten denn als Therapeutin. Warum? Auch wenn Elemente einer Therapie in diese Online-Beratungsstunde einfließen können, so versuche ich, den Klienten mehr und mehr ihre eigene Selbstwirksamkeit aufzuzeigen. Mithilfe der Karten können Ursachen oder Verhaltensmuster aufgedeckt und neue Lösungsschritte aufgezeigt werden. Beeindruckend ist, dass die Klienten von der Offenlegung der Karten bzw. kurzen Anamneseführung oft noch überraschter sind, weil sie selbst zunächst nicht zwingend beteiligt sein müssen. So können die Karten auch online mit oder ohne den Klienten Anwendung finden. Nachteilig ist an der Online-Session sicher, dass wir anders auf Klienten eingehen müssen, als wir das im Setting vis-à-vis können. So ist zum Beispiel die Begleitung bei aufkommenden Emotionen anders zu händeln als in der Praxis. Führen Sie Online-Beratungen und Coachings bitte nur durch, wenn Sie sich als Therapeut dafür wirklich gut aufgestellt sehen. Denn diese Sitzungen können trotz reiner Gesprächstherapie sehr tiefgreifend wirken und Klienten gleichzeitig aufzeigen, wie sie in Krisensituationen selbstwirksam reagieren können. Im Anschluss an die Anwendungsvorschläge finden Sie einige Ideen, welche Tools sich für die Arbeit im abwesenden Format eignen.

Es gibt zwei bewährte Vorgehensweisen, die ich Ihnen an dieser Stelle mit auf den Weg geben möchte:

Karten ziehen ohne den Klienten

Bevor Sie mit einem Klienten online arbeiten, nehmen Sie sich ein wenig Zeit, um sich ganz auf ihn einzustimmen. Kommen Sie rund eine Viertelstunde vorher zur Ruhe, erden Sie sich, atmen Sie durch, verbinden Sie sich mit Ihrem Klienten, egal ob Sie ihn kennen oder nicht. Dann mischen Sie die Karten und stellen Sie folgende Frage:

- „Welche Botschaft gibt es jetzt für Herrn .../Frau ...?"

Sie bekommen hier erste Informationen zu Ihrem Klienten – auch wenn er nicht da ist. Vertrauen Sie der gezogenen Karte. Ich habe die Erfahrung gemacht, dass ich, sobald ich nachgedacht und überlegt habe, ob das sein kann, unsicher wurde. Doch in keinem einzigen Fall war die gezogene Karte jemals falsch, wie sich im Nachhinein herausstellte.

Wenn Sie dann mit Ihrem Klienten die Online-Sitzung eröffnet haben, können Sie ihm Fragen zum jeweiligen Körperbezug oder zu den Themen stellen. Ihre Klienten werden überrascht sein und fragen, wie Sie genau darauf kommen. Gehen Sie dann so vor, wie Sie es vom Ablauf gewohnt sind. Erörtern Sie das Bild gemeinsam, indem Sie es in die Kamera halten, vorher fotografieren und im Bildschirm freigeben oder indem Sie Ihren Impulsen folgen und nach den Assoziationen im Bild fragen. Gehen Sie dann wie gewohnt auf die angezeigten Organe und Themen ein. Manchmal bekommen Sie eine Fülle von Informationen, manchmal zeigt sich nur ein Thema intensiv. Vertrauen Sie sich.

Am Ende der Sitzung können Sie noch eine zweite Karte ziehen und zuvor fragen, welches Mittel den Klienten jetzt unterstützen würde. Oder Sie kombinieren die Sitzung mit der zweiten Vorgehensweise.

Karten ziehen mit dem Klienten

Eine Alternative ist, Ihren Klienten in die Online-Session mit einzubinden. In diesem Fall ziehen Sie die Karten mit dem Klienten gemeinsam.

Mischen Sie alle 72 Karten gut durch und stellen Sie zum Beispiel eine dieser Fragen:

- „Welche Botschaft benötigen wir jetzt?"
- „Welches Mittel stärkt Herrn .../Frau ...?"

Legen Sie dann eine Karte nach der anderen vom Stapel auf den Tisch ab. Fordern Sie Ihren Klienten auf, an für ihn geeigneter Stelle Stopp zu sagen. Wenn Ihr Klient das getan hat, fragen Sie ihn: „Soll ich die Karte nehmen, die ich gerade abgelegt habe oder die ich in der Hand halte?" So binden Sie den Klienten in das Geschehen ein. Gehen Sie dann wie oben beschrieben vor.

Egal, für welche Vorgehensweise Sie sich entscheiden, es wird die richtige sein. Vertrauen Sie auf die Karteninformationen und auf die Lösung, die der Klient mitbringt. Denken Sie daran: Sie machen die Lösung nur sichtbar!

Nun können Sie wie bekannt fortfahren. Entscheiden Sie sich, welche Legetechnik Sie anwenden möchten, und dann gehen Sie wie in einer Therapiesitzung vor. Besprechen Sie die Karteninformationen, lesen Sie die dazugehörigen Texte aus dem Buch oder Booklet vor und erspüren Sie, was Ihr Klient im Moment braucht. Die im Folgenden aufgeführten Tools können Ihnen wertvolle Dienste leisten und Ihre Sitzung abrunden, intensivieren oder ergänzen. Probieren Sie bitte auch hier die Übungen vorher für sich aus, um die Anwendung zu trainieren.

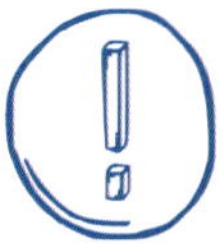

Bitte beachten Sie, dass Online-Ferndiagnosen unzulässig sind und die Behandlung über die Entfernung verboten ist. Die Online-Beratungen ersetzen keine Behandlungen beim Arzt, Heilpraktiker oder Psychologen vor Ort.

Wertvolle Tools für die Online-Arbeit

Im Rahmen von Online-Sessions haben wir als Therapeuten andere Möglichkeiten, auf den Klienten und seine Themen einzugehen als bei einem 1:1-Coaching vor Ort. Viele Therapeuten schrecken deshalb davor zurück, das Kartenset im Online-Format einzusetzen, weil sie befürchten, mit den auftretenden Gedanken und Gefühlen nicht umgehen zu können. Ich möchte Ihnen an dieser Stelle Mut zusprechen und Ihr Vertrauen stärken, dass Sie den Klienten dennoch gut betreuen können. Im Folgenden zeige ich Ihnen Tools, die Sie ganz leicht in Ihr Online-Coaching integrieren können. Und sollten doch einmal Emotionen auftauchen, die für Ihren Klienten schwer zu verdauen sind, finden Sie mit Stirn-Hinterkopf-Halten eine wertvolle Übung zur Regulierung von aufsteigenden Gefühlen.

Skalierungsfragen

Skalierungsfragen werden den Fragetechniken der systemischen Gesprächsführung zugeordnet. Sie finden vor allem in der systemischen Beratung und Therapie, im Coaching oder im Rahmen einer Supervision Anwendung. Es werden in der Regel Fragebögen zur Selbsteinschätzung eingesetzt, um subjektive Wahrnehmungen zu erfassen. Dazu gehören zum Beispiel Gefühle, Motivationen oder Ressourcen, die sichtbar, messbar und miteinander vergleichbar gemacht werden.

Skalierungsfragen sind den meisten Personen aus dem medizinischen Kontext bekannt, wenn es darum geht, Schmerzen auf einer Skala von 0 bis 10 einzuordnen.

0 1 2 3 4 5 6 7 8 9 10

Im medizinischen Kontext steht die 0 für keine Schmerzen und die 10 für unerträgliche Schmerzen. Ziel wäre hier, eine Verbesserung zu erreichen, indem der Klient beispielsweise von einer 10 (unerträgliche Schmerzen) auf eine 2 (fast keine Schmerzen) fällt. Derlei Skalierungen können wir auch in anderen Bereichen anwenden. So können damit etwa emotionale Belastungen, Ziele und bisher relevante Lebenspunkte erfasst, abgefragt und dokumentiert werden. Der Vorteil von Skalierungsfragen ist, dass sie sich vielfältig einsetzen lassen.

Zum Beispiel kann man eine Sitzung mit folgender Frage beginnen:

- „Wie motiviert sind Sie auf einer Skala von 0 bis 10 für die Therapiestunde heute?"

Antwortet der Klient hier z. B. mit einer 5 (nur bedingt motiviert), kann ich als Therapeut nachfragen, was die Gründe dafür sind. Das können so unterschiedliche Dinge sein wie Termindruck, Angst vor der Sitzung (weil vielleicht Übungen nicht gemacht worden sind und der Termin sinnlos erscheint) oder technische Probleme, die für viele Menschen herausfordernd sind und deshalb innerlich Stress auslösen können.

Eine weitere Frage zu Beginn kann sein:

- „Wie stark belastet Sie das Problem, weswegen Sie mich aufsuchen/mit mir sprechen wollen?"

Hiermit klopfen Sie zum ersten Mal den aktuellen Zustand ab. Der kann augenblicklich wenig belastend sein und für den Moment gar nicht so relevant erscheinen, weil andere Dinge heute einen viel größeren Raum einnehmen. Jedoch kann es auch einen Hinweis geben, dass der Klient die Situation kaum aushält. Die Frage hat noch nichts mit dem emotionalen Zustand des Klienten in Bezug auf das Thema zu tun. Den können Sie später gesondert abfragen, zum Beispiel mit:

- „Wie traurig/wütend/depressiv schätzen Sie sich in Bezug auf das Thema ein?"

Diese Frage ist gut, wenn Sie mitten im Thema sind und das Problem, die Ursache herausgearbeitet haben. Hier sind Skalierungsfragen super, weil der Klient bewusst spürt, wie es ihm vor der Sitzung ging und was sich verändert hat, nachdem Sie mit ihm gearbeitet haben. Ihm wird also unmissverständlich klar, dass eine Veränderung eingetreten ist.

Doch nicht nur zu Beginn einer Session, auch mitten im Prozess oder am Ende einer Therapie können die Ergebnisse wertvolle Erkenntnisse liefern. Diese kann man mit Fragen untermauern wie:

- „Angenommen, Ihre Schmerzen lagen zu Beginn der Behandlung bei 10, wo würden Sie diese heute, nach einer (oder zwei, fünf, zehn, ...) Sitzung(en) einordnen?"

Wenn es nicht um einen rein medizinischen Kontext geht, sondern Skalierungsfragen eher im Bereich des Coachings oder der Beratung Anwendung finden, so dreht sich die Bedeutung der Zahlen um. Auf diese Weise lassen sich zum Beispiel Ist- und Soll-Zustände erfassen. Indem man sich am Ausgangswert orientiert, kann man im Verlauf der Beratung ebenso Erfolge erkennen. Im Coaching werden diese Fragen häufig eingesetzt, um Ressourcen und Gesprächsergebnisse aufzudecken.

Bei Ressourcen würde man zum Beispiel fragen:

- „Was hat Ihnen geholfen, um den gewünschten Zustand zu erreichen?"

Mit dieser offenen Frage können Sie abklopfen, ob der Klient sich seiner Ressourcen bewusst ist. Wenn nicht, besprechen Sie mit ihm die Ressourcenliste auf Seite 88 oder füllen Sie gemeinsam den Ressourcenbaum (siehe Arbeitsblatt im Anhang) aus. Hier könnte sich die Frage anschließen, wie oft er seine Ressourcen wirklich nutzt, um seine Wünsche und Ziele zu erfüllen. Antwortet er dann zum Beispiel mit einer 3, wissen Sie, an der Umsetzung hakt es noch. Die Frage kann man dann in einer der kommenden Sitzungen erneut stellen, um zu sehen, ob er sich seiner Ressourcen häufiger bedient.

Weitere Fragen vertiefen die Sitzung. Dazu zählen zum Beispiel:

- „Wo auf einer Skala von 0 bis 10 würden Sie sich einordnen bei der Frage, wie selbstbewusst/selbstliebend/selbstsicher Sie schon sind?" (Ist-Zustand)
- „Und wo auf der Skala möchten Sie nach unseren Sitzungen sein?" (Soll-Zustand)

Skalen können nicht nur in der Online-Beratung angewandt werden, sondern auch in der Sitzung vor Ort, weil man die Ergebnisse wunderbar messen kann.

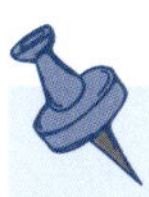

Neben einer selbst erstellten Ressourcenliste können Sie auch die Vorlage „Der Ressourcenbaum" im Anhang verwenden.

Die Arbeit mit dem Systembrett

Die Arbeit mit dem Systembrett erfordert ein wenig Erfahrung mit der systemischen Aufstellungsarbeit, dennoch lässt sie sich als ein wertvolles Tool gut in Online-Sitzungen integrieren. Früher nutzten Psychologen und Berater das Familienstellen als ein diagnostisches Verfahren zur Erfassung eingefahrener „Muster" und „Überzeugungen" und zur Dokumentation familientherapeutischer Prozesse. Ziel dieses Verfahrens ist es, die Kommunikation zwischen einzelnen Akteuren, sei es aus dem Familiensystem oder dem Beziehungsgeflecht, zu fördern, Projektionen sichtbar zu machen und Interventionen zu erleichtern. Zudem ermöglicht es dem Klienten, eine Situation von außen zu betrachten und eine Beobachterrolle einzunehmen, sodass eine emotionale Distanzierung von eigentlichen Anliegen stattfinden kann.

Das Familienbrett – oder auch Systembrett – reiht sich in die Tradition der Aufstellungsverfahren ein, die vor allem durch Bert Hellinger große Bekanntheit erlangten. Es können verschiedene Personen, innere Anteile, eigene Gefühle oder Beziehungen innerhalb eines Teams aufgestellt werden. Die Arbeit erfordert deshalb seitens des Therapeuten Erfahrung, weil sie intensive Gefühle hervorrufen kann. Gleichzeitig kann dank des Einsatzes von Holzfiguren (oder auch digitaler Figuren) eine emotionale Distanzierung vom Anliegen auftreten.

Die Arbeit mit dem Systembrett lässt sich hervorragend in Online-Sessions integrieren. Es gibt Anbieter, die online entsprechende Tools kostenlos zur Verfügung stellen, zum Beispiel: https://psychotherapie.tools/systembrett. Hier meldet man sich kostenfrei an, um die Funktionen nutzen zu können. Als Therapeut können Sie eine Sitzung erstellen oder einer bereits bestehenden Sitzung mit einem Code beitreten. Schicken Sie diesen Code Ihrem Klienten, können Sie direkt gemeinsam digital auf einem Brett arbeiten. Sitzungsergebnisse lassen sich auch speichern, um zu einem späteren Zeitpunkt wieder zurückkehren zu können.[11]

Der leere Stuhl

Neben dem Systembrett gibt es eine zweite Möglichkeit, mit Klienten auf die Entfernung effektiv zu arbeiten. Kenntnisse in systemischer Aufstellungsarbeit können hier von Vorteil sein, sind aber nicht zwingend notwendig.

Der leere Stuhl wurde von Fritz und Lore Perls erstmals im Rahmen der Gestalttherapie aufgegriffen und ist eine Interventionstechnik aus dem Psychodrama. Auch aus der systemischen Aufstellungsarbeit ist diese Methode bekannt und lässt sich sowohl gut in Präsenzsitzungen als auch in Online-Sessions oder Seminare integrieren. Die Methode basiert auf einem imaginären Rollentausch. Ziel des Einsatzes der Interventionstechnik ist es, dass sich der Klient in eine andere Rolle hineinversetzt. Das können andere Personen, Persönlichkeitsanteile wie auch die Krankheit (z. B. der Knieschmerz) selbst sein.

Der leere Stuhl findet dann Anwendung in der Praxis oder im Online-Format, wenn der Klient durch Konflikte Belastungen erfährt. Das kann sich auf reale Personen im Umfeld (z. B. Arbeitskollegen, Partner, Schwiegereltern) wie auch auf innere Anteile der betroffenen Person oder gar auf Emotionen beziehen.

Die Umsetzung findet wie folgt statt: Zunächst wird in einem Gespräch der scheinbare Konflikt herausgearbeitet und benannt. Dann werden zwei Stühle gegenübergestellt. Auf dem einen Stuhl nimmt der Klient Platz, auf dem anderen die imaginäre Konfliktpartei. Während der Klient auf seinem Stuhl sitzt, nimmt er Kontakt zu seinem imaginären Gegenüber auf und tritt mit ihm in einen Dialog.

An dieser Stelle kann man den Klienten z. B. mit folgenden Fragen unterstützen:

- „Was fühlen Sie, wenn Sie auf Ihr Gegenüber schauen?"
- „Wie geht es Ihnen aktuell? Gibt es Wut, eine Traurigkeit beim Anblick, bei der Vorstellung, die andere Person wäre hier?"
- „Welche Gedanken tauchen auf?"
- „Was würden Sie der anderen Person/dem inneren Anteil gern mitteilen?"

Als Therapeut geht es lediglich darum, von außen als neutraler Beobachter zu wirken. Achten Sie darauf, dass Ihr Klient nicht zu sehr in Schuldzuweisungen verfällt, falls es der anderen Seite gegenüber zu Anklagen kommt.

Oft hilft es, an dieser Stelle einmal die Position zu wechseln. Bitten Sie Ihren Klienten daher, wenn er seinen Standpunkt beschrieben hat, einmal in die Rolle seines Gegenübers zu schlüpfen, und begleiten Sie ihn gern mit den gleichen oben aufgeführten Fragen. Lassen Sie sich überraschen, wohin die Gesprächsreise führt.

So kann der Klient beide Positionen verstehen lernen und daraus neue Verhaltensmuster entwickeln. Beenden Sie diesen Teil immer, indem der Klient in seiner Position sitzt. Zum Schluss können noch lösende Sätze, die der Klient sprechen kann, unterstützend wirken. Zum Beispiel: „Es tut mir leid", „Ich achte Dich", „Ich danke Dir".

Eine andere Möglichkeit, um aktuelle Zustände zu beschreiben und mithilfe von Gesprächen den Ursachen näherzukommen, ist die Landkarte der Befindlichkeiten.

Landkarte der Befindlichkeiten

In der modernen westlichen Welt, in der Technologien niemals schlafen, Nächte zu Tagen gemacht werden und sich Anforderungen an das System Mensch gefühlt in Lichtgeschwindigkeit ändern, begegnen uns immer mehr Herausforderungen, während wir uns der Schnelllebigkeit anzupassen versuchen. Dabei ist es wichtiger denn je, die eigenen Gedanken, Gefühle, Handlungen und Stimmungen zu verstehen. Die Landkarte der Befindlichkeiten, auch Karte der Emotionen genannt, kann als innovatives und unterstützendes Instrument dazu beitragen, eigene Gefühle zu erkunden und besser zu verstehen. Mithilfe unterschiedlicher Kartendesigns (Bergwelt oder Inselwelt) ist es möglich, eigenen Triggern auf die Schliche zu kommen. Auf dem Abbild der Landkarte lassen bildhafte Ausdrücke wie „Absturzgefahr", „Schutzhütte" oder „Rettungsboot" Raum, um Situationen oder Gefühle zu beschreiben und einzuordnen. Zudem geben sie dem Klienten und dem Therapeuten viel Interpretationsspielraum und können sowohl positive als auch negative Stimmungen aufdecken.

Wer mit der Landkarte der Befindlichkeiten arbeiten möchte, findet sie im Internet in verschiedenen Formaten. Um wirklich tiefgründig mit der Landkarte der Befindlichkeiten im Rahmen des therapeutischen Kontextes arbeiten zu können, empfehle ich, sich einen kleinen Katalog mit Fragen zu erstellen, mit denen die Arbeit leichter von der Hand geht. Um Ihrem Klienten das eigene Verhalten aufzuzeigen und verständlicher zu machen, könnten Sie ihn bitten, an vergangene oder bestehende Situationen zu denken, und dann folgende Fragen als Anregung in die Arbeit einbauen:

Als Einstieg in die Arbeit:

- Welche Gedanken und Gefühle zeigen sich in Ihnen, wenn Sie an diese konkrete Situation denken?
- Welche Überzeugungen prägen Ihre bisherigen Handlungsweisen?
- Was sind Ihre Motivationen in der derzeitigen Situation und sind es wirklich Ihre eigenen?
- Gibt es Bedürfnisse, Werte, Personen oder Wünsche, die Ihr Handeln bestimmen?

Für die Ziel- und Visionsarbeit:

- Wem könnte es nicht guttun, wenn Sie Ihre Ziele, Visionen und Wünsche erreichen?

Für den Rückblick:

- Wie sind Sie bisher mit ähnlichen Situationen umgegangen?
- Zu welchem Ergebnis haben sich die Situationen dann entwickelt und mit welchen Gefühlen war diese Entwicklung verbunden?
- Was müssten Sie ändern, um ein anderes/besseres Ergebnis zu erzielen?

Für die Ressourcenarbeit:

- Gibt es irgendwelche Ressourcen, auf die Sie zur Zielerreichung/Wunscherfüllung zurückgreifen können? (Hier könnte sich auch eine der Ressourcenübungen anschließen.)
- Was ist die wichtigste Lektion, die Sie aus Ihren Erfahrungen/Ihrem Leben lernen konnten?
- Wie können Sie das Wissen für zukünftige Situationen nutzen?

Für eine intensive Anwendung ist es erforderlich, dass Sie sich mit der Wirkung der Landkarte der Befindlichkeiten vertraut machen und Sie am besten zuvor an sich selbst ausprobieren. Die meisten Menschen sind visuell geprägt, deshalb unterstützt die Bild- und Wortsprache dabei, eigene Emotionen und Gefühle zum Ausdruck zu bringen.[12]

Weiterführende Informationen zur Landkarte der Befindlichkeiten finden Sie unter:
https://coachinglovers.com/coaching/landkarte-der-befindlichkeiten/
Unter folgendem Link können Sie sich Ihre Landkarte bestellen: https://coachingcard.de/

Die fünf Säulen der Identität

Das Konzept der fünf Säulen der Identität geht auf den deutschen Psychologen Hilarion G. Petzold zurück. Dieses Psychotherapieverfahren wird der Integrativen Therapie zugeordnet. Es vereint die Identitätstheorien aus der Philosophie, der Anthropologie und der Psychoanalyse und verbindet sich mit Therapieaspekten aus der Gestalttherapie, dem therapeutischen Theater und dem Psychodrama.

Der ganzheitliche Ansatz des Fünf-Säulen-Modells der Identität ermöglicht es, den komplexen Herausforderungen der modernen Welt zu begegnen. Ähnlich wie bei der Spagyrik, in der sich der Gedanke der Einheit von Körper, Geist und Seele widerspiegelt, finden wir hier ein Modell, das nicht starr ist, sondern persönlichen Entwicklungen und individuellen Veränderungen Raum lässt.

Das Konzept der fünf Säulen der Identität wird vorwiegend in der Diagnostik eingesetzt und zeigt, in welchen Teilen seiner Identität der Klient Probleme wahrnimmt. So ist das Konzept geeignet, den Klienten kennenzulernen, kann aber auch in späteren Sitzungen Anwendung finden, um die Selbstreflexion zu stärken. Außerdem kann es die Richtung des Coachings anzeigen und dem Therapeuten Hinweise geben, wie der Klient besser erreicht werden kann, weil die Bedürfnisse offengelegt werden.[13]

Jede der fünf Säulen stellt einen bestimmten Lebensbereich dar:

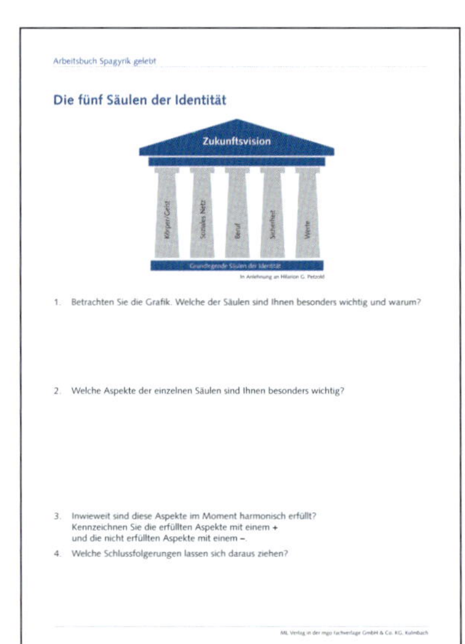
Arbeitsbuch Spagyrik gelebt

Die fünf Säulen der Identität

1. Betrachten Sie die Grafik. Welche der Säulen sind Ihnen besonders wichtig und warum?
2. Welche Aspekte der einzelnen Säulen sind Ihnen besonders wichtig?
3. Inwieweit sind diese Aspekte im Moment harmonisch erfüllt? Kennzeichnen Sie die erfüllten Aspekte mit einem + und die nicht erfüllten Aspekte mit einem –.
4. Welche Schlussfolgerungen lassen sich daraus ziehen?

Siehe Arbeitsblatt „Die fünf Säulen der Identität"

1. Körper und Geist: Diesem Bereich wird alles zugeordnet, was mit der Leiblichkeit in Verbindung steht. Dazu zählen zum Beispiel die körperliche und psychische Gesundheit, die Energieressourcen (Leistungsfähigkeit und Fitness), das Aussehen oder das Selbstwertgefühl.

2. Soziales Netz: Diesem Bereich sind die sozialen Bindungen und Beziehungen zuzuordnen. Dazu zählen die Menschen, die für jemanden wichtig und von Bedeutung sind. Das können Familienmitglieder, Lebenspartner oder auch Kollegen sein. Daneben zählen auch Netzwerkpartner dazu, die sich gegenseitig unterstützen.

3. Beruf: Dieser Bereich ist für die Identität vieler Menschen von großer Bedeutung. Er umfasst u. a. das Arbeitsumfeld, wie Arbeitszufriedenheit, Erfolgserlebnisse und Freude an der eigenen Leistung. Eine positive Stimmung und Freude bei der Arbeit wirken sich stärkend auf die Identität aus. Hingegen können sich Routineaufgaben, Arbeitsüberlastung, Zeitdruck und fehlende Wertschätzung nachhaltig negativ auswirken und die anderen Säulen in Mitleidenschaft ziehen.

4. Sicherheit: Die vierte Säule umfasst den Bereich der materiellen Sicherheiten, wie Einkommen, Besitztümer, aber auch die Umwelt, zu der sich ein Mensch zugehörig fühlen kann (Land, Kulturkreis).

5. Werte: Die fünfte tragende Säule der Identität betrifft die persönlichen Werte und Visionen sowie die Lebensgrundeinstellung, nach denen sich ein Mensch ausrichtet. Dazu zählen auch Normen und persönliche Überzeugungen.

Die Säulen stehen miteinander in Wechselwirkung und sind als Einheit zu betrachten.[14]

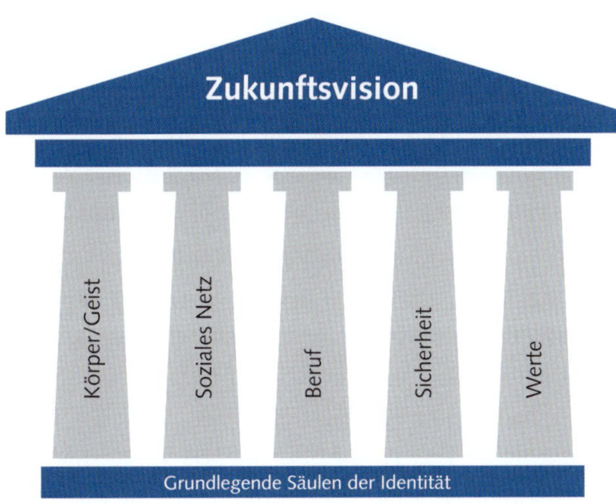

Die Abbildung zeigt, dass alle fünf Säulen gemeinsam das tragende Element der Identität einer Person darstellen und zugleich die verbundene Zukunftsvision miteinbeziehen. Befindet sich ein Mensch mit allen Bereichen im Gleichgewicht, so steht er auf einem sicheren Fundament und kann Anpassungen adäquat begegnen. Daher wird es auch als Identitätshaus bezeichnet. Gerät eine der Säulen ins Wanken, können beim Klienten Identitätsprobleme und Sinnfragen entstehen, die dann im Coachingprozess besprochen und bearbeitet werden können.

Um die fünf Säulen der Identität als diagnostisches Mittel und als hilfreichen Leitfaden in den Coachingprozess zu integrieren, muss man sie aus dem theoretischen Kontext in einen praktikablen Anwendungsmodus überführen.

In der Online-Session können Sie mithilfe von zwei Fragen herausfinden, welche der Säulen für den Klienten wichtig sind und warum.

- Welche Aspekte sind Ihnen besonders wichtig/unwichtig?
- Inwieweit sind diese einzelnen Aspekte im Moment harmonisch erfüllt?

Zur Beantwortung der Fragen nutzen Sie gern die Vorlage oder lassen Sie den Klienten selbst ein Fünf-Säulen-Modell entwerfen.

Nachdem sich der Klient Notizen zu den einzelnen Säulen gemacht hat, lassen Sie den Klienten die Antworten bewerten. Dabei können folgende Markierungen helfen:
Einen erfüllten Zustand lassen Sie mit + und einen unerfüllten Zustand mit – kennzeichnen.

Am Ende schauen Sie sich gemeinsam die Inhalte der Säulen an und besprechen belastende Bereiche. Diese Übung dient dem Aufdecken von unterbewussten Gedanken und Gefühlen. Dank der stattfindenden Reflexion kann der Klient nun neue Bedürfnisse formulieren.

Probieren Sie es doch gleich mal aus.

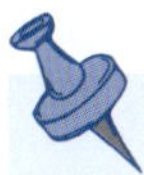

Verwenden Sie zur eigenen Übung gern das Arbeitsblatt „Fünf-Säulen-Modell" im Anhang.

Die Ressourcenliste

Herausforderungen zu bewältigen, gelingt Ihnen im Allgemeinen dann besser, wenn Sie Ihre Ressourcen kennen und in der Lage sind, zur richtigen Zeit die richtigen Strategien zu wählen. Um gute und neue Entscheidungen treffen zu können, ist es hilfreich, sich seiner eigenen Stärken, Fähigkeiten und Talente bewusst zu werden. Ich empfehle Ihnen daher, entweder eine Ressourcenliste oder einen Ressourcenbaum anzufertigen. Diese Übung kann Ihnen neue und Kraft spendende Erkenntnisse bringen. Die Ressourcenliste kann vom Klienten selbst im Rahmen einer Hausaufgabe erstellt oder im therapeutischen Kontext gemeinsam erarbeitet werden. Ich habe die Erfahrung gemacht, dass pragmatische und logisch denkende Menschen eher die Ressourcenliste ausfüllen, während die kreativen Personen eher den Ressourcenbaum malen und bestücken wollen. Das Aufdecken für sich selbst wie auch das Besprechen der Ergebnisse mit einem Freund oder Therapeuten können das Gefühl der inneren Sicherheit beim Anwender stärken. So fühlt er sich gut gerüstet für die kleinen und großen Prüfungen, vor die das Leben uns immer wieder stellt.

Wenn Sie die Ressourcenliste während der Arbeit mit den Karten anwenden, lassen Sie dem Klienten ein paar Minuten Zeit, damit er so eine Liste erstellen kann. Hier darf alles aufgeschrieben werden, was ihm hilft, sich besser zu fühlen. Das kann ein heißes Bad, ein Fußbad, ein Spaziergang, Waldbaden, Qigong, ein heißer Kakao sein wie auch das Bewusstwerden von Stärken und Talenten, die jeden Menschen so einzigartig sein lassen. Es ist alles erlaubt. Wichtig ist, wenn Sie die Liste gemeinsam besprechen, die aufgeschriebenen Dinge des Betroffenen nicht zu bewerten oder zu verurteilen. Intensivieren Sie lieber durch Fragestellungen die beständige Anwendung der vorgeschlagenen Ressourcen.

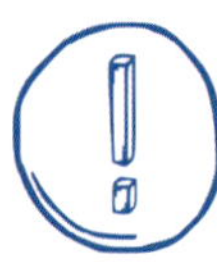

Die Arbeit mit den Karten im Online-Format bedarf etwas Erfahrung und sollte nur angewendet werden, wenn Sie sich selbst dabei sicher fühlen. Die Arbeit mit den Karten kann sowohl in Eigenanwendung als auch in der Anwendung gemeinsam mit Klienten echte Herausforderungen mit sich bringen, nämlich dann, wenn sich verdeckte Traumata aufzeigen. Die Arbeit ersetzt keine Traumatherapie und jeder professionell arbeitende Therapeut sollte seine eigenen Grenzen kennen und, wenn nötig, die Klienten bei größeren und schwerwiegenderen Problemen an Experten weiterverweisen.

Das Kapitel „Online-Coaching" bekommt seinen Platz in diesem Buch deshalb, weil ich glaube, dass die Nachfrage nach solchen Angeboten zukünftig steigen wird. Ich möchte Ihnen Wege aufzeigen, wie Sie diesen Situationen adäquat begegnen können. Viele Therapeuten, aber auch Klienten sträuben sich noch immer gegen den Einsatz von Technik. Ich kann das teilweise sehr gut verstehen, weil eine Online-Session nicht vergleichbar ist mit einem Gespräch vor Ort. Sie soll die Termine vor Ort auch nicht ersetzen. Jedoch gilt es vielleicht, die Herausforderungen der Zeit anzunehmen und sich den grundsätzlichen digitalen Anwendungsmöglichkeiten nicht zu verschließen.

Zusammenfassung

An dieser Stelle endet unsere gemeinsame Reise durch das Arbeitsbuch. Ich hoffe sehr, dass Sie für sich persönlich eine kleine Reise unternehmen konnten und sich dabei nähergekommen sind. Vielleicht haben Sie die ein oder andere Übung ausprobiert und erfahren, wie wertvoll diese sein kann. Vielleicht haben Sie als Therapeut aber auch neue Impulse für die Arbeit mit dem Kartenset erhalten und konnten so Ihre Klienten sicherer und professioneller begleiten.

Vielleicht möchten Sie mir Ihr Feedback zum Arbeitsbuch zukommen lassen, mich an den Geschichten, die daraus entstanden sind, teilhaben lassen oder sich einfach über einzelne Übungen austauschen. Zögern Sie nicht und schreiben Sie mir, ich freue mich über Ihre Kontaktaufnahme.

E-Mail: info@gaertner-susanne.de

Ich wünsche Ihnen viel Freude bei der Selbstanwendung und dem Ausprobieren einiger neuer Methoden.

Herzlichst
Susanne Gärtner

Anhang

Über die Autorin

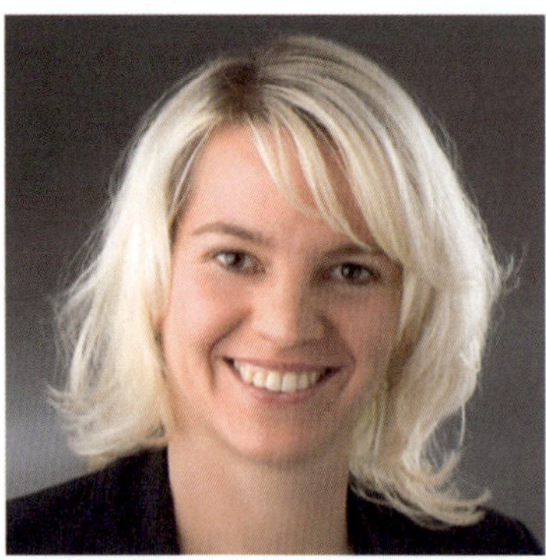

Susanne Gärtner ist eine erfahrene Therapeutin und Coach mit spirituellem Hintergrund. Viel Herzblut und ein breit gefächertes Wissen prägen ihre Arbeit. Dank langjähriger Erfahrungen kann sie verschiedene Bereiche und Perspektiven sinnvoll miteinander verknüpfen. Ihre große Intuition und Anbindung ermöglichen es ihr, konkrete, praxisorientierte und bodenständige Lösungswege aufzuzeigen. Sie hört aufmerksam zu und stellt gezielte Fragen, um die Ursachen zu erkennen und den Klienten schnell zu helfen. Susanne Gärtners Coachings folgen dem Montessori-Prinzip: „Hilf mir, es selbst zu (erkennen und zu) tun".

Ihre Erfahrungen und ihr Fachwissen gibt sie als Referentin in der Erwachsenenbildung in verschiedenen Institutionen sowie im Rahmen von europaweiten Seminaren, auf Messen und Kongressen weiter.

Zudem schreibt sie als Autorin für verschiedene Fachmagazine und veröffentlichte bisher folgende Bücher sowie das diesem Buch zugrunde liegende Kartenset:

- Borreliose – Die verschwiegene Volkskrankheit (dielus edition, 2018)
- Aufbruch in den Raunächten (dielus edition, 2018)
- Kartenset: Spagyrik gelebt – Naturheilkunde intuitiv (ML Verlag, 2021)
- Spagyrik für Körper, Geist und Seele (ML Verlag, 2021)

Neben Ratgebern und therapeutischen Büchern schreibt die Autorin Trauersongs für Beerdigungen und veröffentlichte bereits erste Songtexte im Bereich Pop-Schlager.

Weiterführende Informationen zu ihren Büchern finden Sie unter:
www.gaertner-susanne.de

Weiterführende Informationen zu ihrem Praxis- und Seminarangebot finden Sie unter:
www.hppraxis-gaertner.de

Danksagung und Mitwirkende

Ein besonderer Dank geht an Sie, liebe Leserinnen und Leser. Insbesondere die Therapeuten unter Ihnen haben mir in den letzten Jahren viele Rückmeldungen aus der Arbeit mit Kartenset und Ergänzungsbuch gegeben. Zu sehen, welche Erfolge durch die Anwendung der Karten in der Praxis möglich sind, erfüllt mich mit tiefer Dankbarkeit.

Damit auch dieses Buch sehr praxisnah gestaltet werden konnte, habe ich im Vorfeld die Übungen mit einigen Kollegen ausprobiert und erprobt. Ihre Rückmeldungen waren für mich von unschätzbarem Wert. Herzlichen Dank dafür an:

Antje Berg, Gescher
E-Mail: naturheilpraxis-berg@t-online.de

Claudia Fügel, Stuttgart
www.naturheilpraxis-fuegel.de

Kirsten Hiddessen, Langenberg
E-Mail: hphiddessen@gmx.de

Yvonne Kuchenbuch-Stahl, Wenden
www.naturheilpraxis-kuchenbuch.de

Beate Rauch, Dörzbach
www.beaterauch.de

Zudem gilt mein Dank der Künstlerin und Sängerin JaKaNa für ihr kreatives Beispiel.
www.jakanamusik.de

Für die jahrelange Unterstützung in jeder Hinsicht geht mein besonderer Dank an Sabine und Martin.

Ein herzliches Dankeschön geht wie immer an meine Lektorin, Manuela Winkler, für die grandiose Umsetzung meiner Ideen und die wertvollen Anregungen. Ohne sie wäre das Ergebnis nicht das, was Sie in den Händen halten.

Zum Schluss ein herzliches Dankeschön an den ML Verlag für das Vertrauen und die angenehme Zusammenarbeit.

Abbildungsverzeichnis

S. 7, 9, 13, 15, 17, 25, 26, 37, 57, 61, 63, 78 – © veekicl – stock.adobe.com
S. 26, 31, 69, 87 – © mgo fachverlage GmbH & Co. KG
S. 35 – Aaltazar – © iStockphoto.com

Arbeitsblätter zum Kopieren und Ausfüllen

- Der Ressourcenbaum
- Stunden-Protokoll für eine erste Anwendung
- Stunden-Protokoll für Folgesitzungen
- Ein Brief an mich selbst
- Die Energiebatterie
- Das Energiefass
- Der emotionale Notfallkoffer
- Die fünf Säulen der Identität

Arbeitsblätter zum Download (PDF):
Unter diesem Link können Sie alle Arbeitsblätter des Buches herunterladen und für Ihre Arbeit nutzen.

Literaturverzeichnis

1 ***Boucsein-Keller, Valérie Minh-Thi**: Das Anliegen. Wie ein psychotherapeutisches Erstgespräch gelingen kann. Eine theoretische Abhandlung und empirische Studie zum Anliegen von Ratsuchenden. Entnommen von: https://www.zora.uzh.ch/id/eprint/162956/1/20183353.pdf, Stand: 31.07.2024.*

2 ***Pischinger, Alfred**: Das System der Grundregulation. 4. vollständig überarbeitete und erweiterte Auflage. Stuttgart 2015, S. 12 f.*

3 ***Pischinger, Alfred**: Das System der Grundregulation. 4. vollständig überarbeitete und erweiterte Auflage. Stuttgart 2015, S. 18.*

4 ***Pharmazeutische Zeitung.** Entnommen von: https://www.pharmazeutische-zeitung.de/atemwegsinfekte-vor-versus-nach-der-pandemie-144100/, Stand: 31.07.2024.*

5 ***Bauer, Ralf**: Yoga mit Ralf Bauer – Die acht Bewegungsrichtungen der Wirbelsäule. Video Ralf Bauer: https://www.youtube.com/watch?v=79vDyNHU7ml, Stand: 31.07.2024.*

6 ***Hay, L. Louise**: Heile Deinen Körper. Seelisch-geistige Gründe für körperliche Krankheit. 4. Auflage. Lüchow-Verlag, Bielefeld 1988.*

7 ***Spezzano, Chuck**: Heilung des Körpers durch den Geist. 4. Auflage. Verlag Via Nova, Petersberg 2009.*

8 ***Heimes, Silke**: Ich schreibe mich gesund. 2. Auflage. dtv, München 2020.*

9 ***Bliedtner-Sisman, Kathrin/Gärtner, Susanne**: Aufbruch in den Raunächten. dielus edition, Leipzig 2018.*

10 ***DAK Krankenkasse.** Entnommen von: https://www.dak.de/dak/unternehmen/reporte-forschung/psychreport-2023_32618, Stand: 29.04.2024.*

11 ***Psychotherapie-Tools**: Das Systembrett in der psychotherapeutischen Praxis. Entnommen von: https://psychotherapie.tools/expertise/blog/visualisieren-verstehen-veraendern-das-systembrett-in-der-psychotherapeutischen-praxis, Stand: 31.07.2024.*

12 ***Coachinglovers**: Dein Portal für Coaching, Spiritualität und Gesundheit. Entnommen von: https://coachinglovers.com/coaching/landkarte-der-befindlichkeiten/#landkarte-der-befindlichkeiten-zum-ausdrucken-pdf-jetzt-downloaden, Stand: 31.07.2024.*

13 ***Coaching Magazin.** Entnommen von: https://www.coaching-magazin.de/coaching-tools/methoden/fuenf-saeulen-der-identitaet, Stand: 31.07.2024.*

14 ***Kanton Zürich.** Entnommen von: https://www.zh.ch/content/dam/zhweb/bilder-dokumente/themen/sicherheit-justiz/delikte-praevention/dokumente/gewalt-extremismus/radikalisierung-extremismus/2212_spre_identitaet_persoenlichkeit.pdf, Stand: 31.07.2024.*

Der Ressourcenbaum

1. Notieren Sie an den Wurzeln, wer oder was Sie nährt und erdet.
2. Notieren Sie am Stamm, wer oder was Ihnen Stabilität im Leben gibt.
3. Notieren Sie an den Ästen und Blättern Ihre angeborenen Stärken und neu erworbenen Talente.
4. Zeichnen Sie an den Baum ein paar Früchte und benennen Sie einzelne Erfolge, die Sie hatten.
5. Zeichnen Sie oberhalb des Baumes eine Sonne und notieren Sie sich Ihre Wünsche, Ziele und Visionen.

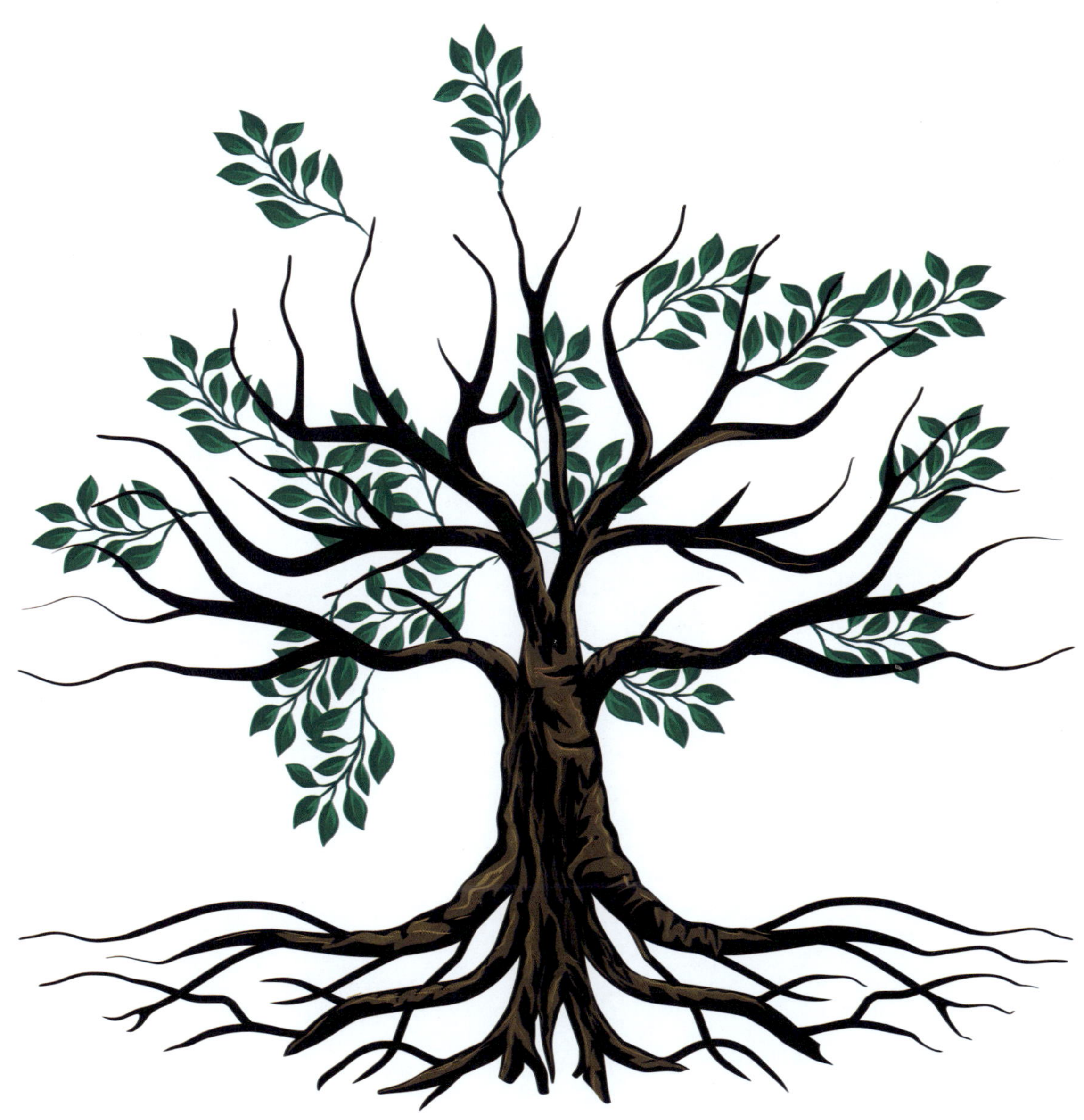

Abbildung: © Kareemov – stock.adobe.com

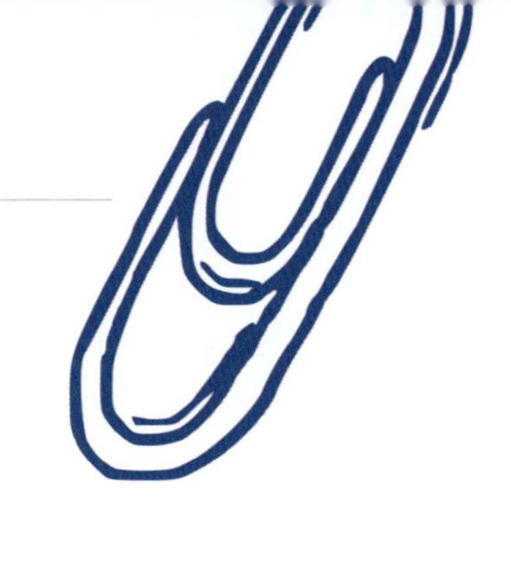

Stunden-Protokoll für eine erste Anwendung

Name:

Datum:

Was ist Ihr heutiges Anliegen?
Mit welchen Fragen kommen Sie in die Sitzung?
(Der Klient sollte hier in zwei Sätzen formulieren, was das Ziel der heutigen Sitzung wäre.)

Spontanbericht – Reaktion des Klienten
Was spricht Sie spontan an, wenn Sie die gezogene Karte betrachten?

Welche Assoziation/Botschaft liefert die Karte?
(Notieren Sie hier die Antworten des Klienten.)

Name des Arzneimittels:

Bild:

Körperbezug:

Themen:

Verordnung des Mittels:
(Einnahme des Mittels, Wasserglasmethode)

Welche Erkenntnisse liefern die gezogene Karte und das Besprochene?
(Notieren Sie die Antworten des Klienten.)

Welche Schlüsse ziehen Sie daraus?
Welche Therapieschritte ergeben sich daraus?

Was braucht es konkret, um den nächsten Schritt zu gehen?
Was hält Sie noch davon ab?

Welche Ressourcen stehen Ihnen jetzt zur Verfügung?
(Erstellen Sie ggf. hier noch den Ressourcenbaum oder die Ressourcenliste zur Unterstützung.)

Welche Erkenntnisse nehmen Sie heute mit?

Welche Übungen für zu Hause gäbe es zu diesem Zeitpunkt?
(Hier können Sie mit dem Klienten Übungen festlegen: Klopfsatz, Atemübungen, Entspannungseinheit.)

Sonstige Informationen:

Stunden-Protokoll für Folgesitzungen

Name:

Datum:

Wie ist Ihr heutiges Befinden?

Was hat sich verändert? Wie haben Sie die Veränderungen wahrgenommen? Mit welchen Herausforderungen sahen Sie sich konfrontiert?

Wurden die Übungen für zu Hause erfolgreich umgesetzt? Wenn nein, warum nicht?

(Gab es echte Gründe oder nur Ausreden? – Bei Ausreden fragen: Kennen Sie das, dass es Ihnen schwerfällt, Gewohnheiten abzulegen?)

Was ist Ihr heutiges Anliegen? Mit welchen Fragen kommen Sie in die Sitzung?

(Weiter wie in der Erstsitzung …)

ML Verlag in der mgo fachverlage GmbH & Co. KG, Kulmbach

Ein Brief an mich selbst

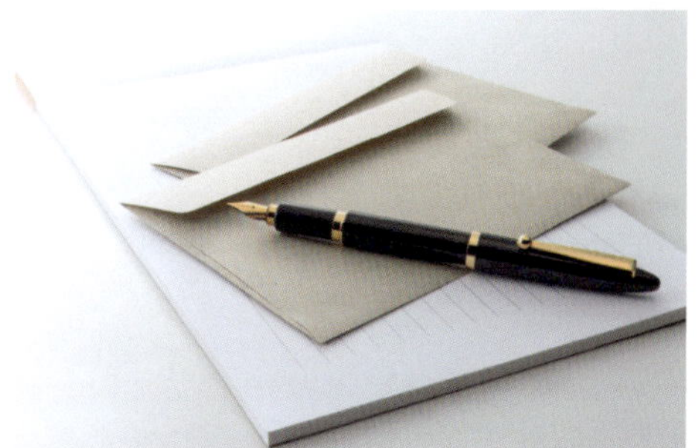

Schreiben Sie einen Brief an sich selbst in der Zukunft. Legen Sie dafür einen bestimmten Zeitpunkt in der Zukunft fest. Schreiben Sie diesen Brief so, als wäre das Wunschergebnis bereits eingetreten. Sie können dabei folgende Fragen berücksichtigen:

Welche Ziele habe ich bis zum gewählten Datum erreicht?
Welche Herausforderungen sind mir begegnet?
Welche Blockaden durfte ich überwinden?
Was soll sich nun verändern?
Was wollte ich mir schon immer mal sagen?

Los geht's!

Liebe/Lieber …,

Deine/Dein …

Die Energiebatterie

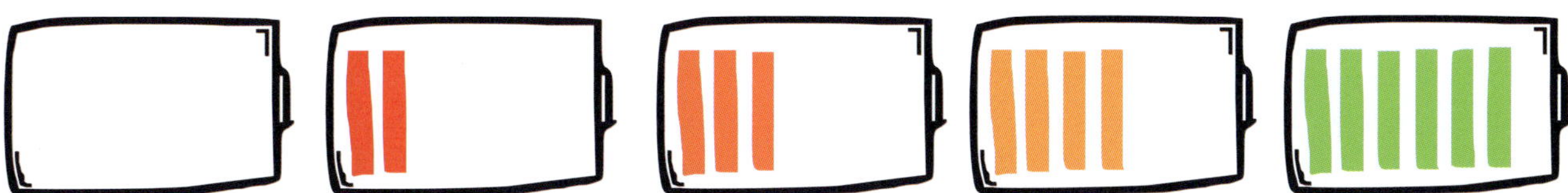

1. Betrachten Sie die Energiebatterien.
2. Prüfen Sie, wie hoch Ihr Energielevel jetzt gerade ist.
   Welche Batterie beschreibt Ihren derzeitigen Ist-Zustand? Seien Sie ehrlich zu sich selbst.
3. Notieren Sie die Gründe für Ihren momentanen Zustand.
4. Was könnte Ihnen helfen, die Batterien wieder aufzufüllen?

Das Energiefass

1. Notieren Sie auf der rechten Seite des Fasses, was Ihnen alles Energie und Kraft liefert. Hier können z. B. Personen, Eigenschaften, Erfolge, Urlaubsorte, Hobbys stehen.
2. Schreiben Sie auf die linke Seite, welche Energieräuber in Ihrem Leben gerade Unfrieden stiften. Das können Personen, die Arbeit, der Job an sich, die Arbeitsbedingungen, finanzielle Nöte, aber auch Ihr Zeitmanagement sein.

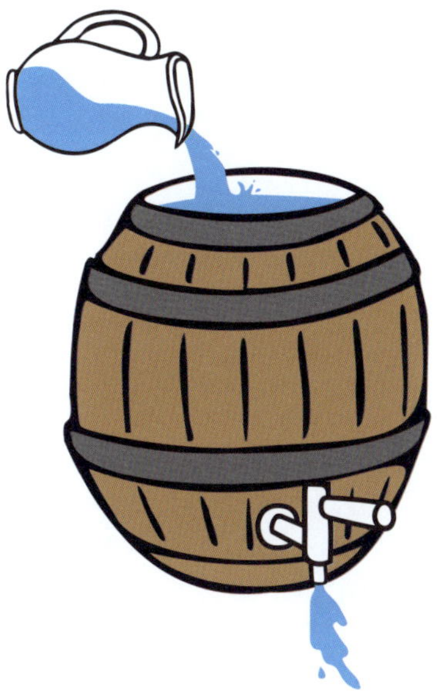

3. Betrachten Sie die Aufzeichnungen. Wie fühlt sich die Bestandsaufnahme für Sie an? Welche Schlüsse können Sie aus den Erkenntnissen ziehen?

4. Notieren Sie sich nun bitte neue Handlungsschritte. Was können Sie zu Ihren Gunsten verändern? Welche Bereiche bedürfen neuer Verhaltensweisen?

Der emotionale Notfallkoffer

Um herauszufinden, welche Notfallmaßnahmen helfen und unterstützen können, fertigen Sie in bzw. unmittelbar nach einem emotionalen Notfall diese Liste an und notieren Sie, welche Maßnahme Sie ergriffen haben und ob diese erfolgreich war.

1. Notieren Sie in der ersten Spalte das Datum des Notfalls (das verleiht einen Überblick, wie oft emotionale Notfälle auftreten).
2. Benennen Sie in der zweiten Spalte das Gefühl, das in Ihnen aufkommt.
3. Schreiben Sie in die dritte Spalte Ihre bisherige Strategie. Wie sind Sie bisher mit dem Gefühl umgegangen?
4. Notieren Sie in der vierten Spalte eine neue Handlungsweise, die Sie jetzt ausprobiert haben.
5. Kennzeichnen Sie in der fünften Spalte, ob die neue Handlung Sie erfolgreich unterstützt hat.

Datum	Gefühl	Bisherige Strategie	Neue Strategie	Erfolgreiche Erprobung ja/nein
10.10.23	Angst	Kampf/Flucht	Bewusst Atmen	ja
	Wut	Schreien/Streiten	Die Situation verlassen und meditieren	nein

Wichtige Notfallnummern

Ehepartner/Lebenspartner:

Heilpraktiker/Arzt/Therapeut:

Freund/Freundin:

Eltern:

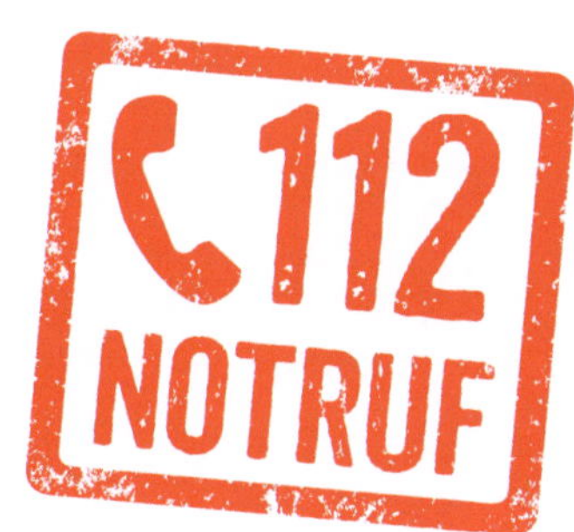

Für alle erreichbar – Telefonseelsorge Deutschland

24 Stunden an 365 Tagen im Jahr für alle
Per Telefon: 0800 111 0 111 , 0800 111 0 222 oder 116 123
Per Mail und Chat unter: online.telefonseelsorge.de

Abbildung: © Zerbor – stock.adobe.com

Der emotionale Notfallkoffer

Datum	Gefühl	Bisherige Strategie	Neue Strategie	Erfolgreiche Erprobung ja/nein

Der emotionale Notfallkoffer

1. Notieren Sie sich Ideen dazu, was Ihnen im emotionalen Notfall helfen kann, und ordnen Sie die Einfälle den drei Ebenen zu.
2. Diese Liste können Sie sich als Übersicht auf das Smartphone laden oder in den Notfallkoffer legen, sofern Sie einen haben.

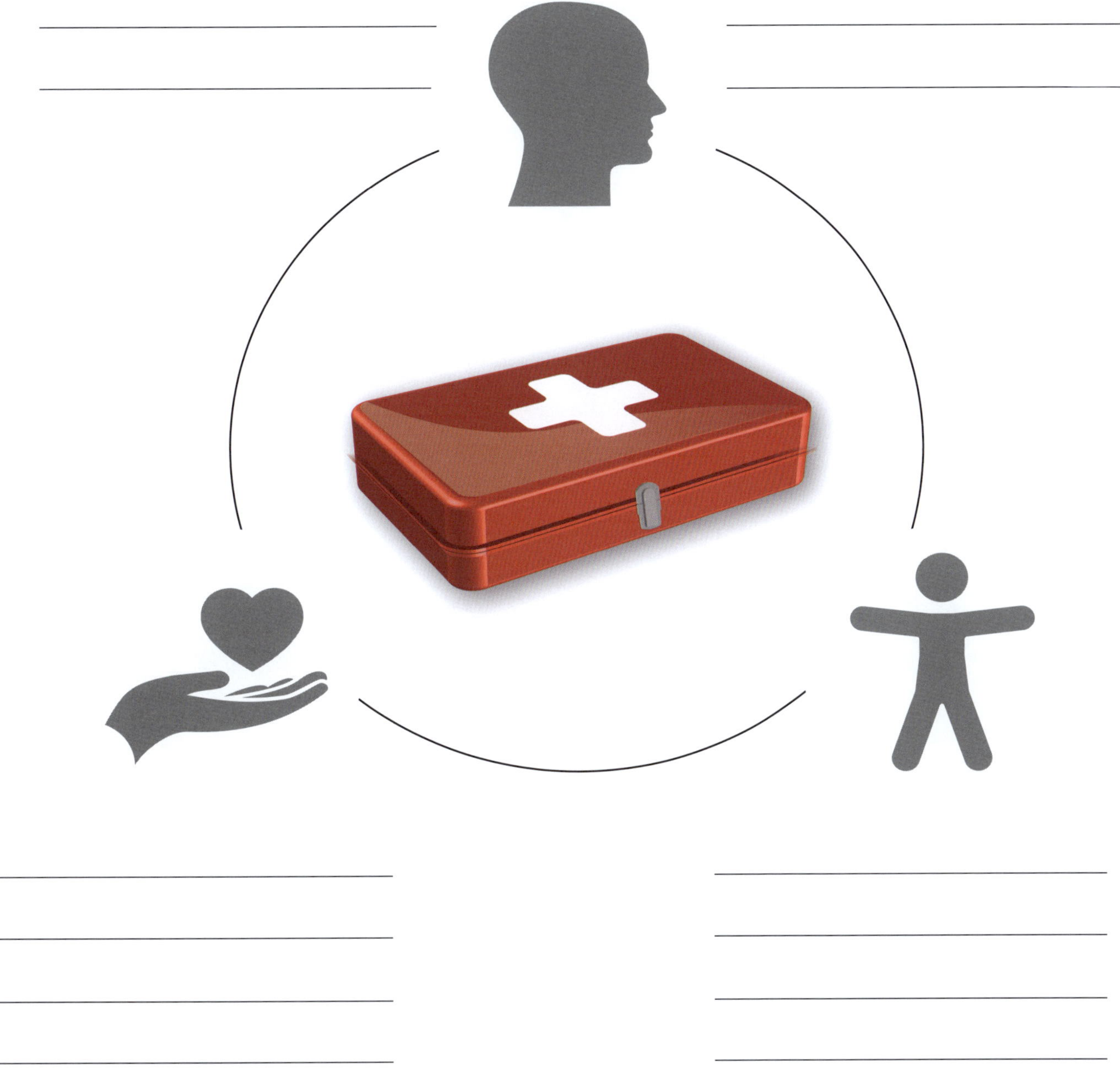

Der emotionale Notfallkoffer

(Ideensammlung)

in eine Chilischote oder Ingwerknolle beißen
rätseln **kopfrechnen**
Gerüche – an Parfüm schnuppern
lesen *eine Playlist hören*
telefonieren puzzeln

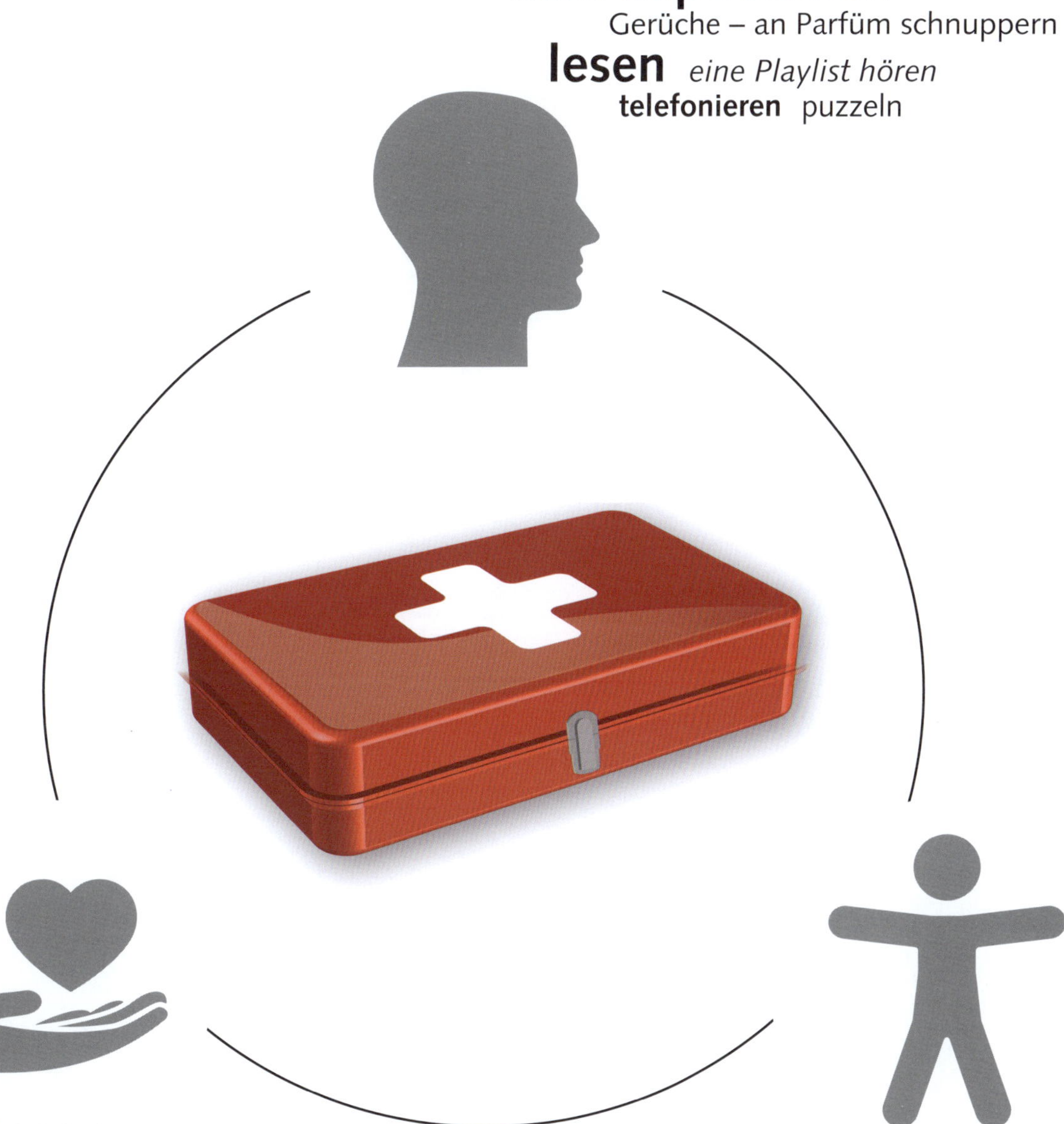

singen
kochen **der Lieblingsteddy**
eine Wärmflasche
streicheln eines Tieres
Erinnerungsbilder Lachyoga
malen *Berührungen*

schlafen
handwerkern *Atemübungen*
Bewegung an der frischen Luft
die Akupressurpunkte Niere 1 an den Fußsohlen drücken
Entspannungsübungen **Gehmeditation**
tanzen

ML Verlag in der mgo fachverlage GmbH & Co. KG, Kulmbach

Die fünf Säulen der Identität

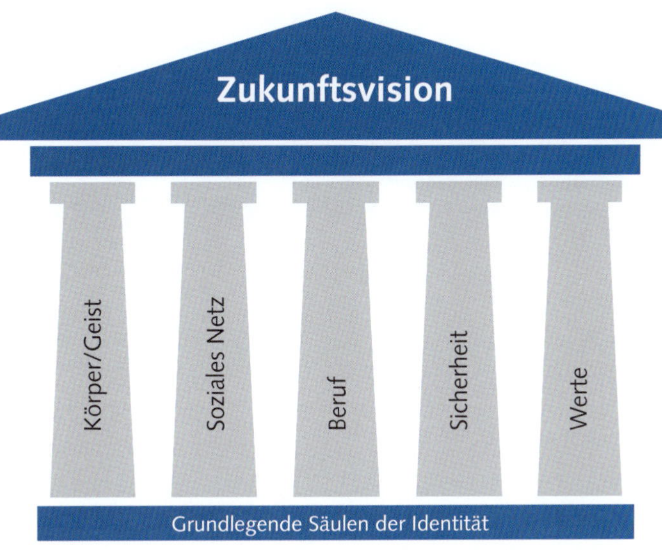

In Anlehnung an Hilarion G. Petzold

1. Betrachten Sie die Grafik. Welche der Säulen sind Ihnen besonders wichtig und warum?

2. Welche Aspekte der einzelnen Säulen sind Ihnen besonders wichtig?

3. Inwieweit sind diese Aspekte im Moment harmonisch erfüllt?
Kennzeichnen Sie die erfüllten Aspekte mit einem **+**
und die nicht erfüllten Aspekte mit einem **–**.

4. Welche Schlussfolgerungen lassen sich daraus ziehen?